本书由江苏省医学创新团队撰稿（编号：CXTDA2017022）
与江苏省社会发展——临床前沿技术资助（编号：BE2017719）

中国医学临床百家

夏正坤 /著

IgA肾病
夏正坤 2018 观点

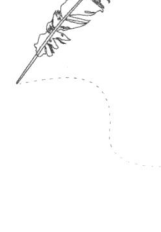

科学技术文献出版社
SCIENTIFIC AND TECHNICAL DOCUMENTATION PRESS

·北京·

图书在版编目（CIP）数据

IgA肾病夏正坤2018观点 / 夏正坤著. —北京：科学技术文献出版社，2018.2 （2020.12重印）

ISBN 978-7-5189-3861-2

Ⅰ.①I… Ⅱ.①夏… Ⅲ.①肾疾病—诊疗 Ⅳ.①R692

中国版本图书馆CIP数据核字（2018）第013480号

IgA肾病夏正坤2018观点

策划编辑：李晓晨 责任编辑：李晓晨 蔡倩玮 责任校对：文 浩 责任出版：张志平
出 版 者　科学技术文献出版社
地　　　址　北京市复兴路15号　邮编　100038
编 务 部　（010）58882938，58882087（传真）
发 行 部　（010）58882868，58882870（传真）
邮 购 部　（010）58882873
官方网址　www.stdp.com.cn
发 行 者　科学技术文献出版社发行　全国各地新华书店经销
印 刷 者　北京虎彩文化传播有限公司
版　　　次　2018年2月第1版　2020年12月第5次印刷
开　　　本　710×1000　1/16
字　　　数　74千
印　　　张　8.25
书　　　号　ISBN 978-7-5189-3861-2
定　　　价　78.00元

版权所有　违法必究

购买本社图书，凡字迹不清、缺页、倒页、脱页者，本社发行部负责调换

序
Foreword

韩启德

欧洲文艺复兴后,以维萨利发表《人体构造》为标志,现代医学不断发展,特别是从19世纪末开始,随着科学技术成果大量应用于医学,现代医学发展日新月异,发生了根本性的变化。

在过去的一个世纪里,我国现代化进程加快,现代医学也急起直追。但由于启程晚,经济社会发展落后,在相当长的时期里,我国的现代医学远远落后于发达国家。记得20世纪50年代,我虽然生活在上海这个最发达的城市里,但是母亲做子宫切除术还要到全市最高级的医院才能完成;我患猩红热继发严重风湿性心包炎，只在最严重昏迷时用过一点青霉素。20世纪60—70年代，我从上海第一医学院毕业后到陕西农村基层工作，在很多时候还只能靠"一根针，一把草"治病。但是改革开放仅仅30多年，我国现代医学的发展水平已经接近发达国家。可以说，世界上所有先进的诊疗方法，中国的医生都能做，有的还做得更好。更为可喜的是，近年来我国医学界开始取得越来越多的原创性成果，在某些点上已经处于世界领先地位。中国医生已经不再盲从发达国家的疾病诊疗指南，而能根据我们自己的经验和发现，根据我国自己的实际情况制定临床标准和规范。我们越来越有自己的东西了。

要把我们"自己的东西"扩展开来，要获得越来越多"自己的东西"，就必须加强学术交流。我们一直非常重视与国外的学术交流，第一时间掌握国外学术动向，越来越多地参与国际学术会议，有了"自己的东西"也总是要在国外著名刊物去发表。但与此同时，我们更需要重视国内的学术交流，第一时间把自己的创新成果和可贵的经验传播给国内同行，不仅为加强学术互动，促进学术发展，更为学术成果的推广和应用，推动我国医学事业发展。

我国医学发展很不平衡，经济发达地区与落后地区之间差别巨大，先进医疗技术往往只有在大城市、大医院才能开展。在这种情况下，更需要采取有效方式，把现代医学的最新进展以及我国自己的研究成果和先进经验广泛传播开去。

基于以上考虑，科学技术文献出版社精心策划出版《中国医学临床百家》丛书。每本书涵盖一种或一类疾病，由该疾病领域领军专家撰写，重点介绍学术发展历史和最新研究进展，并提供具体临床实践指导。临床疾病上千种，丛书拟以每年百种以上规模持续出版，高时效性地整体展示我国临床研究和实践的最高水平，不能不说是一个重大和艰难的任务。

我浏览了丛书中已经完稿的几本书，感觉都写得很好，既全面阐述有关疾病的基本知识及其来龙去脉，又介绍疾病的最新进展，包括笔者本人及其团队的创新性观点和临床经验，学风严谨，内容深入浅出。相信每一本都保持这样质量的书定会受到医学界的欢迎，成为我国又一项成功的优秀出版工程。

《中国医学临床百家》丛书出版工程的启动，是我国现代医学百年进步的标志,也必将对我国临床医学发展起到积极的推动作用。衷心希望《中国医学临床百家》丛书的出版取得圆满成功!

是为序。

作者简介
Author introduction

夏正坤，南京军区南京总医院儿科主任、主任医师、博士（后）导师、江苏省领军医学人才、澳大利亚新南威尔氏大学附属悉尼儿童医院高级访问学者；主要从事儿童难治性肾脏疾病、血液净化、危重症疾病、血管炎与夜遗尿等疾病的临床医疗与科研工作。负责国内儿童激素耐药型肾病诊疗方案的修订与急性肾小球肾炎循证指南的制定。

夏正坤教授任中华医学会儿童肾脏病学组副组长、全军与江苏省儿童肾脏学组组长、江苏省医学会儿科学分会候任主任委员、全军儿科专业委员会副主任委员等；任《中华儿科杂志》《医学研究生学报》《临床儿科杂志》《国际儿科学杂志》与《现代医学》等编委。负责国家自然基金课题3项、国家科技部"十五"攻关课题1项、全军重点基金课题2项、江苏省重点医学人才基金课题，江苏省医学创新团队与江苏省重点研发项目，科研经费达1000万。获总后卫生部医疗成果二等奖3项、江苏省卫生厅医学新技术引进一等奖2项。在国家级核心期刊上以第一作者发表 SCI 论文 17 篇（最高影响因子 7.9）、国内核心期刊论文 126 篇（其中 1 篇被评为领跑者 5000 即国内顶尖学术论文）、专家论坛发表评论 10 篇，主编《临床小儿肾脏病学》等 5 本专著，参编学术专著 7 本。

夏正坤教授被评为第一届南京总医院十佳青年、南京军区卫生系列"181"学科带头人、优秀党务工作者、优秀共产党员、第二军医大学优秀教师、军区优秀中青年科技人才、南京军区卫生系列"122"学科带头人、江苏省医学重点人才、享受军队优秀专业技术人才岗位津贴。2008 年，担任安徽亳州手足口病队长与首席专家。2011 年，其成功救治 69 天无尿的急性肾功能不全患儿的事迹被中央电视台新闻联播与国内主流媒体报道，创造了医学史上的奇迹。

前 言

近年来，随着科学技术的进步、儿科肾活检的广泛开展，儿科肾脏疾病的诊断、治疗的理论及技术不断得到更新和提高。儿童IgA肾病（IgA nephropathy，IgAN）是儿童最常见的原发性肾小球疾病之一，目前，我国针对儿童IgA肾病诊断、临床类型、病理类型的统一标准和治疗规范的制定尚处于初级阶段。本书依据国际肾脏病学会发表的《改善全球肾脏病预后组织（KDIGO）指南》（简称《KIDGO》指南）与《中国儿童常见肾脏疾病诊治循证指南（试行）》（四）原发性IgA肾病诊断治疗指南，结合大量的临床循证医学证据，以专题的形式介绍了儿童IgA肾病的流行病学、发病机制、临床诊治新进展等相关的新理论及新技术，特别对儿童IgA肾病常见的争议问题提出了指导和建议，反映了国际和国内临床、科研的最新成果，为小儿肾脏专科医师提供了临床依据，可供儿科临床、教学、科研工作者参考。

本书由我和南京军区南京总医院儿科（南京总医院儿童

肾脏病诊疗中心）组织编写，作者均为长期从事儿科肾脏专业的、拥有丰富临床经验的医务人员。南京军区南京总医院儿科是全军儿童肾脏病创新研究基地、江苏省医学创新团队、江苏省重点研发项目团队与南京市重点专科，率先在国内开展儿科肾穿刺活检技术（最小年龄仅27天），儿童肾脏病诊疗水平处于全国前列。本书的特色在于新，但不脱离实际；注重临床实践，不强求面面俱到，尽量汇集已应用于临床或有应用前景的临床经验和研究结果。

在此感谢为本书撰写提供大量素材的张沛医生、张佳仪医生、张志强医生、周昱医生和方香医生，感谢为本书整理病例的杨晓医生。本书凝聚了南京军区南京总医院儿科医生们的智慧和热心，力求严谨求实、概念准确、内容前沿、简明易懂及科学实用。由于编写时间有限，编写过程中难免存在不足之处，欢迎读者在使用过程中提出宝贵的意见，给予指正。

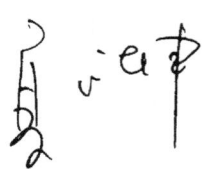

目 录
Contents

儿童 IgA 肾病流行病学现状及进展：IgA 肾病的前世今生 / 001

    1. IgAN 是全球范围内最常见的慢性肾小球疾病之一 / 001

    2. IgA 肾病在亚洲人中最常见 / 002

    3. IgA 肾病是呈缓慢进行性发展的一种疾病 / 003

儿童 IgA 肾病发病机制和基础研究进展 / 007

    4. 走进"春光乍泄"的 IgA / 007

    5. 抗 Gd-IgA 自身抗体的影响 / 008

    6. 遗传因素 / 010

    7. 罪恶的源头：IgA / 011

    8. IgA 如何引起肾脏"大浩劫" / 014

    9. 血液循环中的 T 细胞和 B 细胞 / 017

    10. Toll 样受体 / 018

    11. "感冒""拉肚子"为何与 IgAN 复发息息相关 / 018

儿童 IgA 肾病的临床新进展 / 020

    12. 儿童 IgA 肾病的临床、病理新分型——统筹兼顾，相辅相成 / 020

    13. 异常糖基化 IgA1 抗体为 IgA 肾病诊断提供新思路——攘外必先安内 / 024

    14. 甜到忧伤的糖皮质激素 / 026

    15. 免疫抑制剂：是毒药还是解药？/ 028

    16. 激素联合 ACEI、ARB 治疗 IgA 肾病：锦上添花 / 031

17. 细菌也能治病：IgA 蛋白酶开辟生物活性治疗新天地 / 034

18. 联合鱼油治疗 IgA 肾病延缓肾功能丧失：少年英雄，有待成长 / 036

儿童 IgA 肾病"国际指南"之我见 / 038

19. IgA 肾病的初始评估及进展的危险因素评估临床意义大 / 039

20. IgA 肾病治疗的决定因素：决定走哪条路 / 047

21. 儿童 IgA 肾病预后的关键因素（蛋白尿等）是警示灯 / 053

儿童 IgA 肾病专科领域内有争议的问题 / 058

22. 扁桃体是否是"鸡肋" / 058

23. IgA 肾病病理分型的日新月异：瑕瑜互见 / 060

24. 终末期儿童 IgA 肾病的透析治疗 / 064

儿童 IgA 肾病家长所关心的问题 / 068

25. 肾穿刺的必要性和并发症 / 068

26. IgAN 家系和遗传因素 / 071

典型病例分享 / 074

病例一：消失的泡沫 / 074

病例二：突然变胖的男孩 / 076

病例三：妈妈，我怎么尿出可乐来了？ / 080

病例四：免疫抑制剂——儿科医生手中的双刃剑 / 083

病例五：大腿上的"妊娠纹" / 087

病例六：光头少女 / 091

附：中华医学会儿科学分会肾脏病学组原发性 IgA 肾病诊断治疗指南 / 097
参考文献 / 111
出版者后记 / 119

儿童 IgA 肾病流行病学现状及进展：
IgA 肾病的前世今生

1. IgAN 是全球范围内最常见的慢性肾小球疾病之一

IgAN 是全球范围内最常见的慢性肾小球疾病之一，IgAN 是在 1968 年由 Berger 和 Hinglais 首次提出的，IgAN 是一项病理诊断，是由免疫复合物 IgA 沉积介导的慢性肾小球肾炎。原发性 IgA 肾病可以在任何年龄发病，通常在 20～30 岁比较多见。在性别方面，男女发病比例日本小于 2∶1，北欧和美国高于 6∶1。在种族方面，美国和南非的数据表明白种人和黄种人的发病率明显高于黑种人，并且在新西兰的波利尼西亚人中发病率比较低，在新墨西哥的印第安人和澳大利亚土著人中发病率较高。世界范围内关于 IgAN 的发病率研究比较少，在欧洲，关于法国的有三个地区的研究，荷兰、德国和意大利的研究各有一个，他们报道的发病率每年每百万人口中有 15～40 个新发病例。美国东部和肯塔基州地区的研究报道，1975—1979 年，IgAN 的发病率每年每百万人口中平均有 5 个新发病例；到 1990—1994 年时，增加到了每年每百万人口中平均有 12 个新发病例。

在大部分的队列研究中，IgAN 的患病率是以计算占原发性肾小球疾病的百分比或是肾活检中的百分比所呈现的。IgAN 的发病率在亚洲部分国家和地区（新加坡、日本、中国香港）以及澳大利亚，芬兰，南欧比较高，为 20%～40%；在英国、加拿大、美国，IgAN 的发病率比较低，例如在美国 IgAN 的发病率只有 2%～10%，在新墨西哥的印第安人中，IgAN 的发病率达 38%。

2. IgA 肾病在亚洲人中最常见

IgA 肾病在亚洲人中最常见，在欧洲人中发病率较低，在非洲裔中则较罕见，在某种程度上，基因的差异可以解释这种差异。同时，IgA 肾病的发病率与肾活检的频率也具有一定的相关性。例如，不同地区对轻微尿检异常的重视程度不同，对患者进行肾组织病理活检的频繁程度会对这一区域 IgA 肾病的检出率产生影响。在日本，对学龄儿童进行定期常规尿检，并且对没有临床症状但是伴有镜下血尿的患儿及时进行肾组织病理活检，因此，日本 IgA 肾病的发病率会比较高。相反，在英国、加拿大和美国，不推荐为孤立性血尿和微量蛋白尿的患者进行肾组织病理活检，只有在患者蛋白尿持续增加或是出现肾功能损害的情况下，才会考虑对患者实施肾组织病理活检，因此，这些地区的 IgA 肾病的检出率相对比较低。

3. IgA 肾病是呈缓慢进行性发展的一种疾病

IgA 肾病是呈缓慢进行性发展的一种疾病，14%～40% 的 IgA 肾病患者会发展到终末肾阶段。发展到终末肾的 IgA 肾病患者需要进行肾移植。在美国，IgA 肾病患者的肾移植率占原发性肾小球疾病患者的 10%。在欧洲和澳大利亚，7%～20% 的 IgA 肾病患者需要长期的透析治疗或是肾移植治疗。相对于非 IgA 肾病患者移植后的生存率，IgA 肾病患者在肾移植后能获得较高的生存率，但是在 IgA 肾病患者移植后 5 年，IgA 肾病的复发率为 20%～60%，还有大约 15% 的患者因为移植后的肾功能明显下降或是移植排斥反应而导致移植肾失功或肾移植失败。肾移植后 IgA 肾病的发病率与捐助者是活体捐助还是尸体捐助也有明显的相关性，活体肾供体与受体人类白细胞抗原（human leucocyte antigen，HLA）之间的免疫反应更强，从而导致活体肾供体移植后 IgA 肾病复发率更高。

中华医师学会儿科学分会肾脏专业学组于 2005 年首次对全国 33 家医院的 1995 年 1 月—2004 年 12 月的儿童 IgA 肾病组织了调查，共有 1349 例 IgA 肾病儿童被纳入了调查，研究发现，

IgA 肾病患儿占同期泌尿系统疾病住院儿童的 1.37%，肾穿刺活检患儿的 11.18%。1995—1999 年有 327 例，2000—2004 年有 1022 例，分别占泌尿系统疾病住院儿童的 0.83% 和 1.73%。发病年龄平均为（8.7±3.3）岁，确诊年龄平均为（8.5±3.1）岁；男女比例为 2.07∶1。儿童 IgA 肾病随年龄增加确诊例数逐渐增高，IgA 肾病患儿发病年龄和确诊年龄的高峰在 6 岁之后。有 41.15% 的患儿临床表现为孤立性血尿，1.91% 的患儿表现为孤立性蛋白尿，20.78% 的患儿表现为血尿伴蛋白尿，10.14% 的患儿表现为急性肾炎型，23.77% 的患儿表现为肾病综合征型，1.25% 的患儿表现为急进性肾炎型，1.00% 的患儿表现为慢性肾炎型。有报道 IgA 肾病在儿童中的年发病率中，委内瑞拉为 0.03/（10 万·年），美国为 0.08/（10 万·年）～0.57/（10 万·年），意大利为 0.31/（10 万·年），日本为 4.5/（10 万·年）。

中国通过对 1979 年 1 月—2002 年 12 月的 13 519 例成年肾病患者的肾组织病理类型进行流行病学分析发现，肾小球疾病是我国最常见和最广泛的肾脏疾病，其中原发性肾小球疾病和继发性肾小球疾病的比例约为 2.85∶1，其中 IgAN 的发病率占原发性肾小球疾病的 45.26%，并且有赖于人们对继发性肾脏疾病如糖尿病肾病认识的逐渐加深。在近 20 年里，这一比例呈逐年下降的发展趋势，在 1979—1985 年，原发性肾小球疾病和继发性肾小球疾病的比例约为 3.61∶1（78.3%∶21.7%），到 1998—1999 年时，这一比例下降到 2.01∶1（66.8%∶33.2%），但是 IgA 肾病

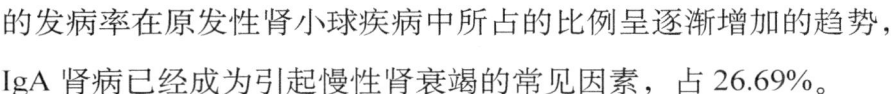

的发病率在原发性肾小球疾病中所占的比例呈逐渐增加的趋势，IgA 肾病已经成为引起慢性肾衰竭的常见因素，占 26.69%。

韩国首尔对 IgA 肾病的病死率进行了调查，通过收集 1979—2008 年的 4998 例肾组织活检标本，对其中的 1379 例 IgA 肾组织标本进行分析后发现，33.2% 的患者表现为血尿，平均 eGFR 为 67.6 ml/（min·1.73m^2），24 h 尿蛋白定量为 1.3g，20.6% 的 IgA 肾病患者由于肾衰竭 10 年、20 年、30 年的生存率分别为 79.8%、66.9% 和 62.5%。

日本 20 世纪的一项研究通过对 1012 例 IgA 肾病患者进行 30 年的随访发现，患者中 40.5% 为男性，患者的平均年龄为（33±12）岁，患者 10 年、20 年、30 年的生存率分别为 84.3%、66.6% 和 50.3%。一项对 1995—2002 年的 2283 例 IgA 肾病患者进行分析发现，IgA 肾病的发病年龄平均为 32.1 岁，男女比例约为 1∶1，随访总人年数为 14 975（87 个月），11.0% 的患者进展到终末肾阶段，IgA 肾病患者的 10 年生存率为 85.0%。

巴西对 IgA 肾病的一项流行病学研究，通过对 2006—2013 年的 600 例 IgAN 患者（其中 32 例为肾移植后患者）进行研究表明，IgAN 患者的男女比例为 1.24∶1。患者的平均年龄为（32.67±15.12）岁（范围为 4～89 岁；中位年龄为 32 岁）。其中 56.63% 的患者临床表现为血尿，72.29% 表现为蛋白尿，37.95% 表现为血尿伴蛋白尿，蛋白尿的水平波动在（3.27±3.13）g/24 h（范围为 0.19～12；中位数为 2.0），平均血肌酐为（1.65±0.67）mg/dl（范围为

0.8～3.75；中位数为 1.5），表现为急性肾小球肾炎的为 2.4%，肾病综合征的为 1.2%。

综上所述，IgA 肾病的发病率与年龄、性别、种族、遗传因素等密切相关，而且不同种群、不同地域的 IgA 肾病的临床表现和病情预后可能大相径庭。近年来，随着肾脏病诊疗技术的进步，IgA 肾病的总体临床治疗效果有大幅度的上升，但是其发病率仍然有上升势头，而且 IgA 肾病临床表现多样，临床转归复杂，因此，对 IgA 肾病的深入研究和探讨具有重要的现实意义。

（张佳仪　整理）

儿童 IgA 肾病发病机制和基础研究进展

4. 走进"春光乍泄"的 IgA

IgA 肾病是在 1968 年由 Berger 第一次报道,当时应用免疫荧光技术检测了持续镜下血尿患者的肾标本,发现肾小球系膜区 IgA-IgG 沉积。后来越来越多的证据证明 IgAN 是免疫复合物(immune complex, IC)疾病,含有 IgA 循环免疫复合物(circulating immune complexes, CICs)沉积在肾小球系膜区。然而,大量的研究证明,外周循环中 IgA 水平增高并不一定在肾小球系膜区沉积,更与 IgAN 的严重程度无关,后来发现仅有那些"春光乍泄"的 IgA 在循环中蓄积到一定程度,才有可能引发 IgAN。

之所以称之为"春光乍泄"的 IgA,是因为 IgAN 患者的血清 IgA 有别于健康者,是在于其 IgA1 铰链区 O- 聚糖缺半乳糖化发生障碍，导致该种抗体隐蔽抗原暴露，诱导机体产生自身抗体。正常人血清 IgA1 重链铰链区有 9 个位点可结合 O-聚糖，通常每个铰链区结合 3～6 个 O-聚糖，其通过氧原子结合在丝氨酸/苏氨酸残基上，通常情况下连接 O-链上的第一个糖为 N.acetylgalactosamine（GalNAc），其次为半乳糖，这两个糖都能结合唾液酸。在正常情况下，IgA1 O-聚糖的组成是有变化的：主要有 GalNAc-半乳糖二糖及它的单唾液酸化及双唾液酸化形式。

学者们从 IgAN 患者和健康人血液中分离出能够分泌 IgA1 的 B 细胞并永生化，揭示了 IgAN 血液中的 IgA1 铰链区半乳糖缺陷。来自 IgAN 患者的 B 细胞所分泌的 IgA1，在铰链区 O-链中有明显的半乳糖缺陷。

5. 抗 Gd-IgA 自身抗体的影响

大量研究表明，IgAN 患者血清中抗人半乳糖缺乏 IgA1（galactose-deficient IgA1，Gd-IgA1）的特异性抗体 IgG 和 IgA1 比其他肾病患者及健康人明显升高，不仅包含在 CICs 中，而且以游离形式存在。大量体内外研究表明，该自身抗体识别 Gd-IgA1 的铰链区，去除 IgA1 铰链区的 O-聚糖后，IgA1 与血清中抗 Gd-IgA1 自身抗体的结合减少了。

在 IgAN 患者体内，Gd-IgA1 抗体铰链区的 Tn 结构（末端 GalNAc）作为新的抗原表位诱导产生 IgG 和 IgA1 自身抗体，并产生CICs。为了在分子水平研究自身抗体,有研究团队培养了EB病毒永生化的淋巴细胞,该细胞可分泌Gd-IgA1特异性抗体,研究表明该细胞分泌的单克隆抗体IgG需通过聚糖结合Gd-IgA1,同样来自IgAN患者血清中多克隆的自身抗体IgA也以同样的方式结合Gd-IgA1。用凝集素的阻滞实验证明IgG的结合是由聚糖介导,而且运用酶改造IgA1发现末端的GalNAc对 IgG的结合是非常重要的,然而,GalNAc末端连接半乳糖或唾液酸将阻滞IgG的结合。

为进一步了解这些自身抗体的结构,研究者们培养能产生抗Gd-IgA1的自身抗体细胞,并对抗体重链和轻链可变区(V_H和V_L)的序列进行PCR扩增及测序。这种分析发现了来自IgAN患者体内IgG抗体的V_H互补决定区3(CDR3)存在异常:7个IgAN患者中有6个患者的第三位点是丝氨酸,然而6个正常患者的该位点为丙氨酸。可将V_H和V_L重组到载体上产生重组的IgG,研究者应用这种技术编辑IgAN肾病的IgG抗体CDR3(将丝氨酸改为丙氨酸),而将健康人体的IgG的V_H重组成与IgANCDR3相似的结构。纯化充足的IgG蛋白后检测与Gd-IgA1的结合能力,该研究证实了位于V_H的CDR3第三位点的丝氨酸结合Gd-IgA1铰链区是非常重要的。

值得注意的是,血清水平的、针对Gd-IgA1的特异性自身抗体能够被斑点试验及酶联免疫吸附测定(ELISA)所检测。研究发现IgAN患者血清特异性的IgG水平升高,且与蛋白尿和尿液

IgA1-IgG 的 CICs 呈正相关。这些研究表明血清中针对 Gd-IgA1 的自身抗体 IgG 水平可作为疾病活动的标志及评估治疗的反映。

总而言之，这些研究发现抗聚糖的 IgG 抗体具有独特特征，及该抗体有能力结合 Gd-IgA1 形成 CICs。因此，抗 Gd-IgA1 自身抗体在 IgAN 发病过程中发挥着重要作用。

6. 遗传因素

许多 IgAN 是散发的而不是家族性的。也就是说，IgAN 的发病是多因素的，大多数患者发病是由遗传因素和环境因素共同决定的。研究表明散发性和家族性 IgAN 的致病基因有差异。

家族研究发现家族聚集性 IgAN 常提示遗传因素。通常可在亲属供肾筛查时明确是家族性的 IgAN。家族集聚 IgAN 于 20 世纪 70 年代末第一次被报道，在 2 项欧洲的研究中，发现 4%～10% 的 IgAN 有家族史。Schena 等人发现在 48 个 IgAN 患者的 269 个无症状的一级亲属中，其中 61 个尿检异常。另外一项在意大利持续 25 年的调查表明，在 185 名 IgAN 患者中，有 14% 的患者至少有一名亲属患病。Levy 报道了 40 例在一个家庭中不少于 2 个成员患有 IgAN 的病例。家族性 IgAN 在亚洲和北美洲都有报道，表明家族性 IgAN 不是罕见的，可能因为对患者家属未进行 IgAN 的筛查或部分患者因间歇性的镜下血尿而被漏诊。在某些地理隔离的区域进行 IgAN 的流行病学调查发现，这些地区人们的生活环境、生活方式和文化背景一样，但散发性的

IgAN 患者都有共同的祖先，且没有发现家族聚集的现象，这表明遗传因素在疾病发病中发挥着重要作用。

家族性 IgAN 与散发性 IgAN 的临床特点非常相似，但组织学特点有轻微不同，一些研究表明家族性 IgAN 与散发性相比，家族性预后差且组织病理学更严重，导致肾的生存率为 41%（肾活检后 15 年），而散发性的肾的生存率为 94%。然而，有研究也表明散发性与家族性 IgAN 的预后没有差异。

IgAN 患者的亲属表现为 IgA1 的异常，如外周循环中 IgA1 阳性的 B 细胞和 Tα4 细胞增多。分离这些家属的外周血单核细胞，并在体外用丝裂原刺激后发现，这些细胞更能产生 IgA1、其他免疫球蛋白及含 IgA1 的 CICs。儿童和成人 IgAN 患者的一级亲属血清中低半乳糖化的 IgA1 水平相对其他人是升高的。Gharavi 等人检测家族性 IgAN 和散发性 IgAN 患者的一级亲属血清中的低半乳糖化的 IgA1，发现分别升高了 47% 和 25%。Tam 等人也发现成人家族性 IgAN 患者以及家属血清中低半乳糖化的 IgA1 水平升高。将无症状亲属的血清 IgA1 分离后体外刺激系膜细胞，可增强系膜细胞的增殖能力及使细胞因子的表达增多。

7. 罪恶的源头：IgA

人类 IgA 产生的量远超过其他类型的免疫球蛋白，IgA 产生量为 70mg/（kg·d），IgG 产生量为 22mg/（kg·d），IgM 产生量为 7mg/（kg·d）。血浆中的 IgA 浓度低于 IgG，只是因为在血液中 IgA 的半衰期（4～5 天）明显短于 IgG（21 天），并且产生的大约 2/3 的 IgA 以外分泌的方式分泌。因 IgA 抗体是单体或是多聚体，或者亚型不同，其代谢方式可有很大的差异。大多数血液中的 mIgA 是在骨髓中产生的，而 pIgA 是在局部黏膜组织中产生。在健康人中，mIgA 代表了 90%～99% 的循环中的总 IgA，其中 IgA1（80%～90%）占主要优势。与此相反，除了尿道及生殖道，黏膜中分泌的大多是 pIgA，少部分为 mIgA。在外分泌中，IgA 亚型的比例反映了 IgA1 分泌细胞的分布，其主要分布在黏膜组织和腺体，包括上消化道和呼吸道。在大肠和女性生殖道，产生 IgA2 的细胞数等于或稍高于产生 IgA1 的细胞数。IgAN 患者循环中的 Gd-IgA1 的来源目前还不清楚，既没有在黏膜组织，也没有在外分泌腺发现有 Gd-IgA1 产生的细胞。

人类存在 5 种 IgA 受体，分别为 IgA-Fc 断片受体（recombinant Fc fragment of IgA receptor，FCAR）、去唾液酸糖蛋白受体（ASGP-R）、多聚免疫球蛋白受体、转铁蛋白受体和 Fc 受体（Fc receptor）。FCAR 可结合单体、二聚体的 IgA1 和 IgA2，但不结合 IgG。FCAR 表达在中性粒细胞、单核细胞、巨噬细胞、嗜酸性粒细胞、树突状细胞和 Kupffer 细胞，FCAR 是骨髓源细胞膜上的 IgAFc 特异性受体，IgA/IgA-CICs 与其结合后通过内吞作用进入细胞，或被清除，或再循环至细胞外；IgA-FCAR 还可活化胞内信号转导通路；触发炎症反应。在清除循环中的 IgA1 免疫复合物中，FCAR 发挥着重要作用，早期研究表明系膜细胞表达

IgA1 的 Fc 受体。

在循环中，IgA 的代谢主要是在肝脏中，研究者在活体静脉内注射了 IgA1 和 IgA2（分别注射多聚体和单体形式），发现无论何种形式的 IgA，都将结合在表达有聚糖特异性受体的肝细胞表面，这种肝脏的结合蛋白也叫作去唾液酸糖蛋白受体（ASGP-R），可识别去唾液酸的糖蛋白，包括 IgA 以及通过终末的 Gal 和 GalNAc。ASGP-R 结合糖蛋白，随后内化入囊泡，最终与溶酶体结合，降解糖蛋白，而 ASGP-R 重新表达在肝细胞膜上。虽然非实质性肝细胞也有能力降解糖蛋白，但肝细胞更有能力降解糖蛋白。这个问题同样在体外培养的肝癌细胞系（Hep G2）中被证实，Hep G2 表达 ASGP-R，能够结合并降解人类 2 种 IgA 亚型。

在 IgAN 中，聚糖依赖的 IgA 代谢方式具有重要意义。如前所述，IgAN 患者 IgA1 分子可变区由于 Gal 缺失，导致末端 GalNAc 暴露。机体中不存在 GalNAc 特异性抗体时，IgA1 与 ASGP-R 受体高亲和结合并在肝细胞中降解。然而在 IgAN 中，由于 GalNAc 特异性的 IgG 和 IgA1 自身抗体的产生，促进 IgA1-CICs 产生，阻碍了 Gd-IgA1 与 ASGP-R 的结合，故减少了 IgA1 代谢。另外，由于分子量较大，这些 CICs 不能通过肝内皮细胞小窗进入狄氏间隙，阻碍了与肝细胞表面 ASGP-R 接触。

多聚免疫球蛋白受体（poly-Ig receptor，pIgR）为免疫球蛋白超家族中的一员，是多聚免疫球蛋白 A（polymefic IgA, pIgA）和多聚免疫球蛋白 M（polymeric IgM，pIgM）的特异性受体，主要作用是将血液中的免疫球蛋白通过内皮细胞转运到血管外。plgR-pIgA 与 plgR-pIgM 系统是一种独特的受体-配体关系。plgR 与血管内的配体结合后，既不再循环也不被降解，而是与配体一起组成复合物从内皮细胞中分泌出去。

转铁蛋白受体能够结合 IgA1 而不能结合 IgA2，并且在 IgAN 患者，肾小球系膜区 IgA1 与转铁蛋白受体共同定位，这个受体可能是 IgAN 中致病的受体。然而，转铁蛋白受体广泛表达在不同的肾脏细胞。近期体外研究发现 Fc 受体也是表达在系膜细胞上的、重要的 IgA 受体。

8. IgA 如何引起肾脏"大浩劫"

因为没有一个较适合的 IgAN 模型，培养人系膜细胞成为研究 IgAN 的重要手段。用这种方法发现含有 IgA1 的免疫复合物比不含 IgA1 的免疫复合物及来自健康人血浆的循环免疫复合物更容易结合系膜细胞。运用分子排阻色谱按分子量大小分离 IgAN 患者血清中的循环免疫复合物后分别与系膜细胞共培养，发现高分子量（≥800kDa）循环免疫复合物刺激系膜细胞增殖，诱导细胞因子及细胞外基质的产生。然而，多聚 Gd-IgA1 或含有 Gd-IgA1 的免疫复合物（≤800kDa）不能诱导人系膜细胞的增殖。用来自于镜下血尿患者的循环免疫复合物刺激系膜细胞时，比用来自静止期患者血清的免疫复合物能激活更多的细胞增殖。

Gd-IgA1含量高的免疫复合物比Gd-IgA1含量低的更易引起系膜细胞的增殖。这些研究都强调了含有Gd-IgA1的免疫复合物激活系膜的重要性。

系膜细胞表面存在着与含IgA免疫复合物结合的受体，多种研究表明系膜细胞表面表达特殊的IgA受体，这种受体不同于"经典的"IgA受体，如ASGP-R、pIgR、Fc-αR（CD89）和Fc-α/μ受体。转铁蛋白受体CD71能够结合pIgA1和含IgA1的免疫球蛋白，增殖系膜细胞表面表达CD71。然而，研究者们还不能确定CD71是否是唯一介导含IgA1免疫复合物的受体及该受体是否在IgAN中发挥直接的作用。

当系膜细胞结合到病理性的IgA1时，促使其释放促炎因子和血管紧张素Ⅱ（angiotensinⅡ，AngⅡ），导致炎症细胞浸润在肾间质引起肾脏损伤，肾小管上皮细胞被滤过白细胞释放的介质所激活，在这个过程中通过释放趋化因子启动且放大了局部的炎症瀑布，进一步趋化更多的炎症性免疫细胞，这将形成炎症的恶性循环，导致细胞外基质产生、肾小管间质纤维化，最终导致肾衰竭。在肾小球疾病中，蛋白尿的刺激能够趋化免疫细胞至肾间质。然而，在IgAN肾损伤中，蛋白尿是次要的因素，因为在该病中大量蛋白尿是不常见的。目前研究还未证实足细胞（podocyte）和肾小管上皮细胞有IgA1受体，但在体外通过改变肾小球通透性发现肾间质的损伤是由系膜细胞分泌的促纤维化因子，主要是肿瘤坏死因子（tumor necrosis factor，TNF）、转化生

长因子 -β（transforming growth factor-β，TGF-β）和 Ang Ⅱ 引起的。

系膜细胞来源的体液因子和介质刺激足细胞，使其促进炎症因子 TNF 的合成。体外研究表明，系膜细胞来源的 TNF 激活足细胞的肿瘤坏死因子受体 -1（tumor necrosis factor receptor -1，TNFR-1），促进足细胞合成白细胞介素 -6（interleukin-6，IL-6）和凋亡。IgAN 患者足细胞中 TNF、TNFR-1 和 TNFR-2 表达上调，上调的 TNFR-1 促进细胞凋亡，而上调的 TNFR-2 维持慢性炎症状态。在 IgAN 中，足细胞分化蛋白 nephrin、ezrin 和 podocin 的表达减少，这种减少是由系膜细胞来源的 TGF-β 和 TNF 介导的。在临床研究中发现足细胞 nephrin、ezrin 和 podocin 表达与尿蛋白水平、增加肌酐水平与减少的肌酐清除率有关。

系膜细胞来源的介质（TNF、IL-6 和 Ang Ⅱ）在肾小管间质的作用方式有两种：肾小球滤过和通过球后毛细血管的运输。这些系膜来源的炎症因子激活肾小管上皮细胞，促进肾小管上皮细胞释放 IL-6、TNF、TGF-β、Ang Ⅱ 等炎症因子，形成恶性循环，促进细胞外基质产生，最终引起肾脏纤维化。

在许多肾脏疾病中，肾素 - 血管紧张素系统参与了肾脏损伤，IgAN 也不例外，Ang Ⅱ 是主要的元凶。系膜细胞、足细胞、肾小管上皮细胞存在 1 型 Ang Ⅱ 受体（Angiotensin Ⅱ type1 receptor，AGTR-1）和 2 型 Ang Ⅱ 受体（AGTR-2）。体外研究表明，当系膜细胞急性暴露在来自 IgAN 患者的多聚 IgA1 中时，AGTR-1 的表达将减少，这将通过负反馈调节激活肾小球内肾素 -

血管紧张素系统。有趣的是，这种适应性调节在长期暴露在多聚 IgA1 的系膜细胞中逐渐消失。持续产生的系膜细胞来源的介质长期维持肾小球-肾小管的相互作用，这加重了 IgAN 患者肾病恶化的进程。另外，IL-6 刺激肾小管上皮细胞后上调 AGTR-1 的表达，降低 Ang Ⅱ 的表达。研究表明，肾小管间质的炎症由蛋白激酶 C (Protein kinase C，PKC) 和 MAPK 介导。

最近的研究表明，IgAN 患者系膜细胞中醛固酮及醛固酮合成酶表达增加。肾小管上皮细胞持续表达盐皮质激素受体。Ang Ⅱ 和醛固酮协同刺激肾小管上皮细胞可诱导细胞凋亡。这种细胞的凋亡可被 AGTR-2 阻滞剂和醛固酮的拮抗剂所抑制，这表明 Ang Ⅱ 和醛固酮参与了肾小管的损伤。

除上述之外，肾间质单核细胞及巨噬细胞浸润、肾小管暴露在高蛋白的超滤液中引起的肾间质损伤都是 IgAN 患者走向终末期肾病的重要因素。

9. 血液循环中的 T 细胞和 B 细胞

IgAN 患者血液中 IgA1 阳性的 B 细胞和 T 辅助性细胞 (helper T cells，Th) 增多，Th 细胞中以 Th2 细胞增多为主，可产生 IL-4、IL-5、IL-10 和 IL-13 等细胞因子。增加的 IL-4 水平促进了 IgA1 的产生，而增加的 IL-5 可促进 IgA 的亚型转化。IgAN 患者外周血单个核细胞中 γ 细胞、δ 细胞、T 细胞数量增多，这与 IgA1 阳性 B 细胞数一致。γ 细胞、δ 细胞、T 细胞和 CD4 阳性 T

细胞都能产生大量的 TGF-β1，而 TGF-β1 通过诱导 B 细胞使 IgA 发生表型转化。

IgA1 的产生与通过白细胞摄取和经肝脏的清除的代谢平衡决定了血浆 IgA1 的浓度。一项研究表明，IgAN 患者循环中的粒细胞和单核细胞结合的 IgA1 增多且表达的 IgA Fc 受体增加。结果白细胞将 IgA1 内吞并降解，然而 IgA Fc 受体不是饱和的。抑制实验表明白细胞摄取 IgA1 有其他的机制。

10. Toll 样受体

黏膜表面在固有免疫中发挥着重要作用，黏膜持续暴露在病原相关分子模式下。在 IgAN 患者中，Toll 样受体 4（Toll-like receptor，TLR4）表达增加。敲除 B 细胞表面的 TLR4 可减少半乳糖基转移酶特异性的分子伴侣 COSMS 和低半乳糖化 IgA1 的表达。活动性 IgAN 患者血液中单个核细胞表达的 TLR4 增加可能是 IgAN 患者黏膜失去抵抗抗原的能力引起机体系统性暴露抗原所致。日本的一项研究表明疾病进展也与 TLR9 的多态性有关。

11. "感冒""拉肚子"为何与 IgAN 复发息息相关

大多数 IgA 由黏膜 B 细胞产生，以 J 链相连成为二聚体的形式，有研究证明低糖基化的 IgA1 并不是由糖基化过程的遗传缺陷引起的，而是由于出现了大量的成熟 B 淋巴细胞，可能继发异常的免疫调节。在原始 B 细胞向分泌 IgA 记忆 B 细胞或浆母细胞分化的过程中，这些细胞能表达特异性的整合素和趋化生长因子，诱导分泌 IgA 的浆细胞分化，并能促其在唾液腺和腭扁桃体向骨髓迁徙。研究发现，IgAN 是由异常的糖基化分子，包括多聚体 IgA1 在肾小球系膜区沉积所致，常由"感冒""拉肚子"等黏膜刺激引发；由于记忆 B 细胞能参与 IgA 的产生，而且黏膜和骨髓之间是其迁徙的重要通路，所以在记忆 B 细胞对论证 IgAN 患者的发病机制假说，即"黏膜骨髓轴学说"中，起着重要的作用。

研究表明 IgAN 患者骨髓中存在分泌 Gd-IgA1 的记忆性 B 细胞，当患者"感冒""拉肚子"等黏膜感染后，骨髓中记忆 B 细胞可被激活，迅速产生大量多聚的 Gd-IgA1，而后沉积在肾小球系膜区，继而引起血尿和蛋白尿。

（张志强　整理）

儿童 IgA 肾病的临床新进展

12. 儿童 IgA 肾病的临床、病理新分型——统筹兼顾，相辅相成

IgA 肾病是我国最常见的原发性肾小球肾炎，患病人群数量大、分布广、异质性强，由于其发病机制认识的局限性及大规模随机试验的缺乏，IgA 肾病的诊疗缺乏统一标准。IgA 肾病是病理诊断，必须通过肾活检来明确。既往对 IgA 肾病病理分级的研究，已从单一分级发展到半定量评分，通常采用包括"Lee 氏"分级和"Haas 氏"分级。2009 年，由国际 IgA 肾病协作组和肾脏病理协会共同发表了"IgA 肾病牛津分类法"，重点关注系膜细胞增殖（M）、毛细血管内细胞增生（E）、节段性肾小球硬化（S）、小管萎缩/间质纤维化（T）的程度，被认为具有很好的临床实用性，而且，牛津病理分型系统制定严密，充分考虑了可重复性，是目前最严谨科学的分型方法。

IgA 肾病的临床表现和实验室检查缺乏特征性的改变，临床表现呈现多样化，其中30%～40%表现为反复发作的肉眼血尿，20%～30%则表现为隐匿性肾炎型，其余可表现为慢性肾炎型、大量蛋白尿或肾病综合征型、恶性高血压型和急进性肾炎综合征型等。

由于 IgA 肾病的临床表现及病理类型的复杂多变，我们在诊断儿童 IgA 肾病时需统筹兼顾，将 IgA 肾病按照临床－病理重新分型：

（1）单纯性镜下血尿型

临床表现为单纯性镜下血尿，无蛋白尿，无肉眼血尿；病理表现较轻，系膜区只有 IgA 沉积，无新月体，小管间质病变轻，电镜排除"薄基底膜肾病"。

（2）尿检异常型

临床表现无明显特征，起病隐匿，镜下血尿或肉眼血尿单次发作，中等程度以下蛋白尿；病理改变轻重不一，从系膜增生性肾炎、局灶性节段性肾小球硬化症（focal segmental glomerulosclerosis，FSGS）到肾小球硬化，系膜区沉积除 IgA，还常有 IgG，可以出现在血管袢沉积，间质病变可见从轻度到中度，但不存在广泛硬化。

（3）反复发作的肉眼血尿型

临床表现为肉眼血尿反复发作，可为新鲜或陈旧，次数＞2次，肉眼血尿发作期间可有持续尿检异常，但蛋白尿一般在中等程度以下，发病年龄多处于青年；病理表现在肉眼血尿发作 1 月内，可见节段细胞性新月体（10%），无袢坏死，小球硬化少，间质病变轻，无严重血管病变。

（4）新月体型

临床表现上血尿突出，起病较急。常伴肉眼血尿，可持续较长时间，或镜下血尿超过 5×10^5/ml，可以合并高血压、血肌酐轻度升高，部分患者抗中性粒细胞胞浆抗体（ANCA）可能为阳性；病理变化常见伴袢坏死，新月体＞15%，血管可呈现纤维素样变性或坏死，Fibrin 染色阳性。

（5）大量蛋白尿型

临床表现以尿蛋白及浮肿为主，一般无肉眼血尿。24 小时尿蛋白＞50mg/kg，低蛋白血症明显，人血白蛋白＜30g/L，有高脂血症，明显浮肿，血压正常或轻度升高，病程较长；病理表现肾小球硬化较多见，常有基底膜病变，小管间质轻、中度病变。

（6）高血压型

突出表现为血压持续升高，常需依赖降压药物控制，可有不同程度的肾功能不全，也可合并一定程度的尿检异常，孤立性肉眼血尿或持续镜下血尿，24h 尿蛋白定量＜50mg/kg，血压升高（学龄前期＞120/80mmHg，学龄期＞130/90mmHg），有或无其他靶器官损害，血肌酐正常或升高。病理表现为慢性化病变较重，较多球性硬化，间质病变中到重度，血管病变突出。

(7) 终末期肾病型

临床表现为血肌酐持续升高，病理上多见球性硬化，小管间质病变重度。

中华医学会儿科学分会肾脏病学组原发性 IgA 肾病诊断治疗指南临床分型：

国际上没有明确的临床分型建议。鉴于本症临床表现的多样性，为便于在临床实践中结合临床特点进行治疗和随访，参照中华医学会儿科学分会肾脏病学组 2000 年修订的《小儿原发性肾小球疾病临床分类标准》和《2007 年全国小儿原发性 IgA 肾病调查报告》，本指南建议将我国儿童原发性 IgA 肾病临床表现分为以下 7 种类型：①孤立性血尿型（包括复发性肉眼血尿型和孤立性镜下血尿型）；②孤立性蛋白尿型（24h 尿蛋白定量 < 50mg/kg）；③血尿和蛋白尿型（24h 尿蛋白定量 < 50mg/kg）；④急性肾炎型；⑤肾病综合征型；⑥急进性肾炎型；⑦慢性肾炎型。

中华医学会儿科学分会肾脏病学组原发性 IgA 肾病诊断治疗指南病理分型：

目前国际上有多种版本的 IgA 肾病病理分级的标准：1982 年 Lee 等倡导的五型分级、1997 年 Haas 提出病理学分级以及 1997 年 WHO 公布的病理分级标准，其中以 1982 年 Lee 分级系统采用得最为普遍。1982 年 Lee 分级标准具有着重肾小球急性损伤程度、有利于选择治疗方法的特点，因此，本书推荐其为现阶段我国儿童原发性 IgA 肾病病理分级的参照标准。

Ⅰ级：绝大多数肾小球正常，偶见轻度系膜增宽（节段）伴/不伴细胞增殖；

Ⅱ级：半数以下肾小球局灶节段性系膜增殖或硬化，罕见小的新月体；

Ⅲ级：轻至中度弥漫性系膜细胞增殖和系膜基质增宽，偶见小新月体和球囊粘连；

Ⅳ级：重度弥漫性系膜细胞增殖和基质硬化，部分或全部肾小球硬化，可见新月体（＜45%）；

Ⅴ级：病变性质类似Ⅳ级，但更严重，＞45%肾小球伴新月体形成。

13. 异常糖基化 IgA1 抗体为 IgA 肾病诊断提供新思路——攘外必先安内

IgA 是一种在黏膜免疫中发挥着关键作用的抗体，IgA 具有两个亚类：IgA1 和 IgA2，可以以二聚体形式存在，称为分泌型 IgA。IgA1 存在于血清中，由骨髓中的 B 细胞产生，IgA2 是由位于黏膜中的 B 细胞产生，是黏膜分泌物中主要的免疫球蛋白。IgA2 在已受损的黏膜表面对吸入和摄入的病原体的入侵提供了第一道防御屏障，IgA1 在血清中提供了第二道防线，消灭突破黏膜表层的病原体。

研究者在肾移植患者中发现了一个现象，相当多的 IgA 肾病患者在肾移植后原发病又复发了，而又有研究者却发现沉积在供肾系膜区的 IgA，当肾脏被移植到非 IgA 肾病的受体者体内后，IgA 沉积会逐渐消失，这一组现象提示 IgA 在肾脏的沉积主要来源于全身产生和清除 IgA 的异常。进一步的研究发现，IgA 肾病患者血清中的 IgA1 存在糖基化的异常，主要表现在其铰链区核心 $1\beta_3$- 半乳糖基转移酶的活性下降所致的 O- 糖链末端半乳糖缺失，从而引起其 O- 糖基化异常。糖基化异常的 IgA1 铰链区抗原决定簇 GalNAc 暴露后以非共价的聚集形成 IgA1-IgA1 多聚体，不容易被肝脏识别并清除；另一方面，暴露的 GalNAc 成为新生抗原被 IgG 识别，形成 IgA1-IC-IgG 免疫复合物，沉积于系膜区。

有研究者通过测定糖基化 IgA1 的血清水平鉴别 IgA 肾病与非 IgA 肾病，疾病诊断的敏感性达 77%，特异性 90%，而测定糖基化 IgA1 的特异性抗体 IgG 水平，发现其疾病诊断敏感性可升至 88%～89%，特异性 92%～95%，表明特异性 IgG 抗体对于 IgA 肾病具有重要的诊断价值。因此，糖基化 IgA1 抗体 IgG 本身或者联合糖基化 IgA1 水平检测可作为 IgA 肾病临床诊断的无创生物标记物，但目前对于二者作为临床中诊断指标的正常值范围界定还需要进一步评估。糖基化 IgA 特异性抗体的水平还与疾病的临床表现相关，可作为疾病评估、判断预后的预测手段。此外，糖基化 IgA1 特异性抗体的亚类研究或许有助于解释 IgA 肾病多种多样的临床表现，抗体亚类可以激活不同途径的免疫反应，导致不同的病理生理改变，从而出现不同的临床表现。总之，糖基化 IgA1 特异性抗体致病作用的深入研究为临床疾病诊断提供了新的手段，未来根据该抗体水平或抗体亚类的检测进行疾病诊断及监测疾病的动态变化或许会成为可能。

糖基化 IgA1 及其特异性抗体、循环免疫复合物在 IgA 肾病的致病机制中发挥了重要作用，将该生物学指标应用于临床诊治甚至取代传统的肾脏穿刺病理活检方法来诊断疾病，将是未来研究的方向之一。

14. 甜到忧伤的糖皮质激素

IgA 肾病是一种严重的肾小球疾病，其病理改变多样、病情轻重不一，迄今为止尚无统一、特效的治疗方案，由于 IgA 肾病并非良性病变，因此，探讨其治疗方法也受到国内外广泛重视。蛋白尿的程度是影响 IgA 肾病预后的主要因素之一，如今激素治疗 IgA 肾病受到越来越多的关注和争论。

《KDIGO 指南》建议经过 3~6 个月的优化支持治疗，包括使用血管紧张素转化酶抑制剂（angiotensin converting enzyme inhibitor，ACEI）、血管紧张素 Ⅱ 受体拮抗剂（Angiotensin Ⅱ receptor antagonists，ARB）和血压控制治疗后，尿蛋白仍持续 ≥ 1g/d，可接受 6 个月的糖皮质激素治疗，但是对于激素的用量尚不能给出推荐方案，中华医学会肾脏病学分会建议给予泼尼松每日 0.6~1.0mg/kg，4~8 周后酌情减量，总疗程 6~12 个月。中华医学会儿科学分会肾脏专业学组对临床表现为肾病综合征型或伴肾病水平蛋白尿型的患者，建议给予泼尼松口服 1.5~

2mg/（kg·d），4周后可改为隔日给药并渐减量，总疗程1～2年。

日本儿科肾脏病协会新近一项随机对照试验（RCT）显示，激素联合硫唑嘌呤（azathioprine，AZA）加华法林加双嘧达莫组在降低尿蛋白、稳定血压和肾功能、延缓肾小球硬化和间质纤维化方面均优于单纯激素组。目前认为糖皮质激素对IgAN表现的明显蛋白尿（>1.0g/d）有肯定疗效，但对于保护肾功能、降低终末期肾病（End stage renal disease，ESRD）发生的危险性尚有待更有力的循证医学证据。

我中心指出24h尿蛋白定量>50mg/kg或肾脏病理显示中度以上系膜增生，在应用ACEI/ARB的基础上，需采用激素治疗。建议给予泼尼松口服每天1.5～2mg/kg，4周后改为隔日给药并渐减量，总疗程1～2年。

此外，伴新月体形成的原发性IgA肾病并不少见，尤其是伴新月体形成者，但目前尚无来自大宗的临床随机对照试验的研究结果，《中华医学会肾脏病临床诊疗指南》和《KIDGO指南》都建议采取积极的免疫抑制治疗，在没有严重感染、活动性消化道溃疡出血等禁忌证的前提下，给予甲泼尼龙冲击治疗，方案类似于相关性血管炎的治疗。我中心建议当明确诊断新月体肾炎或肾脏病理中新月体形成累及肾小球数>20%时，可以考虑首先大剂量甲泼尼龙冲击治疗，15～30mg/（kg·d），连续3天，继之口服泼尼松，用法同前并联合免疫抑制剂治疗。

越来越多的随机对照研究充分肯定了糖皮质激素治疗IgA肾

病的作用，值得注意的是，无论是激素还是其他免疫抑制剂都有一定的不良反应，而且由于纳入研究的人群及影响因素各有不同，这些均影响结论的可靠性，因此，我们仍需进一步进行多中心、大样本的临床随机对照试验，长期跟踪随访，为指导临床治疗获取更为准确、有效的信息。

15. 免疫抑制剂：是毒药还是解药？

随着对 IgA 肾病治疗的不断研究，免疫抑制剂在临床治疗中已被广泛使用，但常伴随着多种不同程度的不良反应，如长期大剂量使用常可导致感染、骨质疏松、膀胱炎、恶心呕吐等多种并发症，因此，免疫抑制剂种类及剂量的选择便成为研究热点。

由于本症临床表现呈现多样性、反复性、慢性进展性和临床病理的不平行性等特点，迄今为止，理想的、针对临床和肾脏病理特点完成的临床实验不多，高质量、多中心、随机对照的临床试验也显得不足。本中心经过多年临床研究，不断摸索治疗经验，关于免疫抑制剂的问题，当临床表现为肾病综合征或伴肾病水平的蛋白尿时，即 24h 尿蛋白定量 > 50mg/kg 时，建议加用免疫抑制剂联合激素治疗。对于免疫抑制剂的选择，最新的《KIDGO 指南》建议：联合环磷酰胺（CTX）治疗可用于新月体形成伴肾功能急剧恶化的 IgA 肾病患者，具体治疗方案类似于 ANCA 相关性血管炎，给予每月环磷酰胺按照 $0.5g/m^2$ 冲击治疗，持续 6 个月。虽有循证证据表明 CTX 对于高危 IgA 肾病有一定疗效，但现有的 RCT 多为低质量等级，目前 CTX 治疗 IgAN 的证据尚不充分。

而关于吗替麦考酚酯（mycophenolate mofetil，MMF）、咪唑立宾（mizoribine，MZR）、来氟米特（leflunomide，LFM）、环孢素 A（cyclosporinA，CsA）、他克莫司（tacrolimus、又名 FK506）等药物的应用尚缺少多中心、大样本的随机对照临床试验的证据，应结合临床实际酌情应用。

霉酚酸酯通过释放霉酚酸选择性抑制 T 淋巴细胞、B 淋巴细胞和血管内皮细胞的增殖，有研究对比了应用经典的环磷酰胺和吗替麦考酚酯治疗重症 IgA 肾病患者，显示吗替麦考酚酯组获得了更高的缓解率，优于环磷酰胺组。其长期肾保护作用也得到证实，但是长期使用可降低机体的免疫力，并发各种感染，目前，《KIDGO 指南》并不推荐使用霉酚酸酯治疗 IgA 肾病，其有效性及安全性有待更多的临床证据。

环孢素 A 能抑制淋巴细胞的生成，减少 IgA 肾病患儿的尿蛋白，疗效呈剂量依赖性，可作为不耐受糖皮质激素和 ACEI 者的替代药物，也可联合使用抑制免疫。环孢素 A 可抑制 T 淋巴细胞活化初期 IL-2、干扰素（Interferon，IFN）的生成和 NK 细胞的活性。有研究表明，单独使用环孢素 A 或者他克莫司均可明显改善患者的尿蛋白，但是偶有血糖升高、肝功能受损、神经系统反应及血肌酐水平升高等不良反应。同样，最新的《KIDGO 指南》不推荐使用环孢素 A 治疗 IgA 肾病。

咪唑立宾通过抑制肌苷-磷酸脱氢酶使鸟嘌呤核苷酸合成减少，选择性抑制 T 淋巴细胞或 B 淋巴细胞的增殖和功能。不同剂量的咪唑立宾可抑制由活化的巨噬细胞产生的一氧化碳合成酶、白介素-1β 和肿瘤坏死因子-α，不仅增加激素的抗炎作用，还可能阻止肾纤维化的进展等慢性肾损伤。本中心率先使用咪唑立宾治疗难治性肾病，能够有效缓解蛋白尿并减少类固醇相关的不良事件，我们中心对 IgA 肾病患儿 MZR 的治疗剂量为每天 3～5mg/kg，早餐后 30 分钟顿服，并监测服药后 2h 的有效血药浓度，偶见皮疹、高尿酸血症等不良反应。

硫唑嘌呤是 6-巯基嘌呤的咪唑衍生物，为临床常用免疫抑制剂，有研究发现，硫唑嘌呤联合糖皮质激素与单用糖皮质激素的疗效相比，其差异无统计学意义，不良反应反而增加。

来氟米特和雷公藤用于 IgA 肾病的治疗仅见于我国大陆成人的报道，报道显示在来氟米特和福辛普利治疗 IgA 肾病的随机对照研究中，两组患者的耐受性均良好，不良反应轻微，疗效无显著性差异。另一项来氟米特和吗替麦考酚酯胶囊（骁悉）分别联合小剂量激素治疗 IgA 肾病的研究中，两组患者总有效率无显著性差异。作为传统中药的提取物，国内已经积累了丰富的雷公藤治疗免疫相关性肾炎的经验。2013 年，国家食品药品监督管理局修订了雷公藤总甙片的说明书，明确指出禁止儿童使用雷公藤总甙片，也就是说 18 岁以下的患者禁用，因此，我们中心不推荐使用雷公藤等制剂。

IgA 肾病病情进展相对缓慢，需要长期随访，目前研究的部分免疫抑制剂的使用被证实在短期内能有效缓解尿蛋白水平、保护肾功能，但是仍然缺乏多中心、大样本的长期随机对照研究。因此，对使用免疫抑制剂作为一线药物治疗 IgA 肾病是否能够带来与糖皮质激素同样或者更好的获益，仍缺乏足够的证据，目前使用主要根据药物的严重不良反应评估其风险获益比来做出选择。

16. 激素联合 ACEI、ARB 治疗 IgA 肾病：锦上添花

肾素 - 血管紧张素系统（renin-angiotensin system，RAS）是维持水电角质平衡、控制血压的重要内分泌系统之一，成分为：肾素、血管紧张素原（Angiotensinogen，AGT）、AngI、AngII、血管紧张素转换酶等。RAS 系统的分泌途径包括自分泌、旁分泌和内分泌。近 20 年来，大量的研究证实，除了经典 RAS 系统外，在心、脑、肾等重要器官也存在局部 RAS 系统。肾脏局部 RAS 系统参与多条信号通路，诱导炎症反应，进而影响肾细胞的增殖、分化与凋亡。

AngII 是 RAS 系统最主要的活性物质，有增加肾小球出球小动脉的阻力、肾小球毛细血管静水压和降低肾小球血浆流率、肾小球滤过率、超滤系数和水力传导度等作用。局部组织 AngII 的合成分泌是独立于循环 RAS 系统之外的存在。肾脏组织 AngII 则是影响肾脏组织发育、肾血管内压、肾脏病进展的重要调控因

素。AngII 通过 Ang II1 型受体直接引起细胞表型改变和细胞增殖，调节多种生物活性物质的基因表达和激活成纤维细胞、内皮细胞和肾脏系膜细胞中的多种细胞内信号传导途径（丝裂原激活蛋白激酶途径、酪氨酸激酶途径、各种转录因子等），从而参与肾小球硬化的病理生理过程。

目前尚未发现可以客观、特异性、敏感地反映肾脏局部 RAS 活性的临床检测指标，目前，临床常用反映慢性肾脏病进展的尿蛋白、肾小球滤过率等敏感度低的指标来监测 RAS 系统的活性。AGT 是 RAS 系统重要的底物，除肝脏外，肾脏、心脏、血管等器官也可合成，并随血液循环分布到全身各处，参与循环及局部 RAS 系统。实验证实 AGT 属大分子物质，循环中的 AGT 不能通过肾小球的滤过屏障进入肾小管，尿 AGT 可以认为主要由肾脏局部 RAS 系统分泌产生。动物实验已表明尿 AGT 可能是反映肾内 RAS 活性的重要指标。

现有的 RAS 系统阻断剂主要为：ACEI、ARB、肾素抑制剂。其中肾素抑制剂临床应用较少，临床默认的 RAS 系统阻断剂一般指 ACEI 或 ARB，已广泛用于高血压患者，在降压的同时还显示有靶器官保护作用。许多临床资料显示，它们可通过抑制肾组织 RAS 活性而减轻 IgA 肾病的组织损伤，降低尿蛋白并延缓病情进展。

如何尽可能提高 IgAN 患者的治疗效果、延缓肾功能进行性恶化从而减少 ESRD 的发生是目前的主要研究方向。控制影响

IgAN 进展的危险因素是当前临床的主要治疗方向。蛋白尿作为影响 IgAN 进展的独立因素，是患者长期随访的最重要的指标之一。RAS 阻断剂是 IgAN 治疗的一线用药，具有降压、降尿蛋白、保护肾脏的作用。

《KDIGO 指南》充分肯定了 RAS 阻断剂在 IgA 肾病治疗中的作用。推荐当 24h 尿蛋白＞1g 时，使用长效 ACEI 或者 ARB 治疗，并且建议在能够耐受的范围内逐步增加 AECI/ARB 的剂量，以使蛋白尿降至＜1g/d；若 24h 尿蛋白在 0.5～1.0g（儿童蛋白尿在 0.5～1g/1.73m²），建议使用 ACEI 或者 ARB 治疗。血压的控制应该首选 RAS 阻断剂，24h 尿蛋白＜1g 的患者，血压的控制目标应当＜130/80mmHg；当 24h 尿蛋白＞1g 时，则血压控制目标应＜125/75mmHg。对于 24h 尿蛋白 1g 以下的患者继续使用 RAS 阻断剂、减少蛋白尿是否有额外获益的研究较少，在临床应用过程中我们发现不同患者对 RAS 阻断治疗的反应、疗效均存在不同差异。

ACEI 和 ARB 是《KDIGO 指南》中唯一推荐的治疗方法，证据级别较高。大量随机临床研究证实 ACEI 和 ARB 能降低蛋白尿，但缺乏长期随访研究证实其能减少 ESRD 的发生，也没有数据显示 ACEI 和 ARB 何者更优。因此，选择应依据其不良反应大小进行。

17. 细菌也能治病：IgA 蛋白酶开辟生物活性治疗新天地

目前，一些与 IgA 肾病相关的致病因素已经被证实，包括免疫功能紊乱、感染、遗传、基因突变和 IgA1 球蛋白的异常修饰。由于 IgA 肾病病理发生过程中均存在系膜区 IgA1 沉积这一共同特征，IgA1 的系膜区沉积也被认为是肾脏病变的主要原因。通常认为，IgA1 的沉积会诱发系膜区的炎症反应和肾小球损伤，导致肾功能的进行性丧失。因此，近年来具有 IgA1 特异性降解功能的细菌来源 IgA 蛋白酶被认为可以作为 IgA 肾病治疗的潜力药物。

鉴于 IgA1 及 IgA1 免疫复合物在 IgA 肾病发病机制中的关键作用，开发一种可以有效作用于沉积在系膜区异常 IgA1 及 IgA1 免疫复合物的治疗手段，对于 IgA 肾病的治疗具有不言而喻的价值。基于此，我们发现来源于细菌的一种可以特异性降解 IgA 的蛋白酶——IgA 蛋白酶可以作为治疗 IgA 肾病的理想候选药物。

IgA1 蛋白酶是一系列病原微生物产生的、可以特异降解 IgA1 蛋白分子的蛋白裂解酶。人体呼吸道、消化道、泌尿道、口腔中的正常菌群，如表皮葡萄球菌、甲型链球菌、丙型链球菌、肺炎链球菌、乳棒菌、棒状杆菌、类杆菌、梭杆菌、奈瑟菌、大肠埃希菌等正常菌中的部分细菌可以在不同条件下产生 IgA 蛋白酶。由于 IgA 蛋白酶是一种胞外酶，能特异性裂解人

IgA1 成为 Fc 和 Fab 片段，破坏人体正常免疫防御功能，进而增强致病菌的侵袭致病能力。因此，许多年以来，IgA 蛋白酶被认为是病原菌的一个重要的因子。是否可利用 IgA 酶清除体内和组织，如肾小球系膜区沉积的 IgA1，从而应用生物蛋白治疗 IgA 肾病成为焦点。2008 年，已有研究在小鼠 IgA 肾病动物模型中证实了 IgA 蛋白酶尾静脉注射后可大大减少沉积于肾小球中的 IgA 及 IgA1 免疫复合物。与体外实验不同的是，IgA 肾病患者的 IgA1 分子在铰链区存在着异常的 O- 糖链，这种 O- 糖链糖基化的异常是否会影响 IgA 蛋白酶的切割效率仍是一个具有争议性的问题。目前，国内有学者研究发现人为低糖基化 IgA1 和患者来源的低糖基化 IgA1 的确会对 IgA 蛋白酶的活性造成影响，同时患者来源的 IgA1 不同分子构象（多聚体、二聚体、免疫复合物）也会影响 IgA 蛋白酶的活性。同时，不同病原菌来源的 IgA 蛋白酶对正常 IgA1、低糖基化 IgA1、不同空间构象的 IgA1 分子也表现出差异性的蛋白酶活性。更为重要的是，在利用患者来源低糖基化 IgA1 构建的 IgA 肾病小鼠模型中，IgA 蛋白酶可以有效地降解去除肾小球中的 IgA1 免疫复合物，我们的研究结果也提示 IgA 蛋白酶对 IgA 肾病中沉积于系膜区的低糖基化的 IgA1 免疫复合物具有较好的清除作用，可以作为一个治疗 IgAN 的、比较有前途的新型生物制剂，但目前仍处于研究阶段，尚存在很多挑战，有待进一步挖掘和研究。

18. 联合鱼油治疗 IgA 肾病延缓肾功能丧失：少年英雄，有待成长

目前，鱼油对 IgA 肾病的治疗疗效同样存在争议，鱼油的作用机制并不十分明确，服用较大剂量的鱼油能产生中等程度的降压作用，血流动力学的改善可见减少蛋白尿，然而，降压效应的获得需要较大的用药剂量。国外学者研究发现，小剂量的鱼油同样也能降低蛋白尿，提示非血流动力学因素可能起着更为重要的作用。动物实验表明鱼油具有抗炎性反应、调节免疫和抑制肾小球系膜细胞增殖的作用，而系膜细胞增殖是 IgA 肾病的重要病理特征，鱼油可能正是通过这一环节发挥了作用。

有研究对 IgA 肾病患者进行了为期 2 年的多中心、随机分组、安慰剂（橄榄油）对照研究，鱼油治疗组在试验 2 年结束时及后续随访节点，主要终点时间（Scr 上升 50% 以上）及次级终点时间的发生率均较安慰剂对照组低且有统计学意义，而尿蛋白定量的减少无明显差别，故认为早期使用鱼油治疗并延长使用时间，有利于减缓肾损害的进展。而 Meta 分析认为无益处，仍需进一步大样本的研究。考虑到鱼油对心血管疾病有好处，所以鱼油治疗是安全的。然而，一篇关于鱼油治疗 IgA 肾病的 Meta 分析结果却恰恰相反，结果分析鱼油可以有效降低 IgA 肾病患者的蛋白尿，却无法延缓肾功能的恶化。

鱼油只能是一种对症治疗，而非对因治疗，其治疗地位难以

和激素及免疫抑制剂相比，目前，《KDIGO 指南》推荐 3～6 个月的 RAS 阻断剂治疗后尿蛋白仍持续＞1g/d 的患者可使用鱼油治疗。

综上所述，目前全世界关于成人及儿童 IgA 肾病的治疗虽有相当数量的随机对照研究，但存在诸多因素的影响，高质量者少，IgA 肾病迄今为止仍无特异性治疗方法，虽然已有一定的循证医学证据，但尚不足以支持统一方案。现用于治疗 IgA 肾病的药物种类繁多，均属于对症治疗的范畴，呈现多药联合（即鸡尾酒式治疗）和低剂量、长疗程的特点，其治疗靶点在临床上主要针对蛋白尿、高血压和肾功能减退，病理上主要针对系膜增殖、细胞性新月体和球囊粘连。新近有学者提出成人血清高尿酸水平与肾组织学改变和预后相关，以及肾小球系膜区 IgA 的沉积可能通过近端肾小管上皮细胞血管紧张素 II 受体表达介导了肾小管间质损伤，高尿酸血症和小管间质损伤可能成为新的临床 - 病理治疗靶点。

（周　昱　整理）

儿童 IgA 肾病 "国际指南" 之我见

儿童原发性 IgA 肾病是儿科最常见的原发性肾小球疾病之一，男孩多见，其发病机制仍不完全清楚，起病前多有上呼吸道感染等诱因，临床和病理表现多样化。随着儿科肾活检的广泛开展，儿童 IgA 肾病越来越被关注，有研究显示 25%～30% 的患儿于肾活检病理诊断的 20～25 年后进展至终末期肾脏病，因此，该病已成为严重危害儿童健康的重要疾病。而目前我国针对儿童原发性 IgA 肾病的诊断、临床类型、病理类型的统一标准和治疗规范的制定尚处于初级阶段，因此，迫切需要一系列关于儿童原发性 IgA 肾病的诊疗依据供临床参考。2010 年，中华医学会儿科学分会肾脏专业学组制定了我国最新儿童 IgA 肾病诊断治疗指南——《原发性 IgAN 诊断治疗指南》；2012 年 6 月，国际肾脏病学会发表了改善全球肾脏病预后组织（KDIGO）提出的关于肾小球疾病的治疗指南——《KDIGO 指南》，其中就包括 IgA 肾病的指南，该指南是当前 IgA 肾病治疗循证医学研究的最新进展。本章结合国内外关于原发性 IgA 肾病的循证医学研究证据并参考 IgA 肾病的《KDIGO 治疗指南》和《中华医学会儿科学分会肾脏专业学组 IgA 肾病诊疗指南》，评估儿童原发性 IgA 肾病初始及进展的危险因素，分析其治疗的决定因素，解读影响其预后的关键因素，为儿童原发性 IgA 肾病诊治提供依据。

19. IgA 肾病的初始评估及进展的危险因素评估临床意义大

（1）儿童原发性 IgA 肾病初始评估

儿童原发性 IgA 肾病的临床诊断线索：尽管儿童原发性 IgA 肾病的临床表现多种多样，实验室检查也缺乏特征性的改变，但《中华医学会肾脏病临床诊疗指南》建议：①上呼吸道感染或扁桃体炎发作同时或短期内出现肉眼血尿，感染控制后肉眼血尿消失或减轻；②典型的畸形红细胞尿，伴或不伴蛋白尿；③血清 IgA 值增高。如果具备以上表现，应高度怀疑 IgA 肾病的可能。

目前，国内儿童原发性 IgA 肾病的诊断标准：IgA 肾病是免疫病理诊断名称，其免疫荧光特征为在肾小球系膜区和（或）伴毛细血管襻有以 IgA 为主的免疫球蛋白沉积，并排除过敏性紫癜、系统性红斑狼疮、慢性肝病等疾病所致 IgA 在肾组织沉积者。

儿童原发性 IgA 肾病的病理诊断要点：目前，儿童原发性 IgA 肾病的诊断依赖肾活检以及活检肾组织标本的免疫病理检测，虽然从临床表现推测很可能是 IgA 肾病，但未经肾活检免疫病理检测时只能拟诊 IgA 肾病。《KDIGO 指南》指出原发性 IgA 肾病临床表现多种多样，确诊务必行肾活检。只有通过肾脏活体组织穿刺检查，检测到肾组织标本在肾小球系膜区、有时也可伴肾小球毛细血管袢 IgA 沉积的免疫病理表现，且除外了紫癜性肾炎、狼疮性肾炎和乙肝（肝硬化）相关性肾炎等所致的继发性 IgA 在肾组织的沉积方可确诊。《KDIGO 指南》建议对所有经肾活检证实为原发性 IgA 肾病的患者应进行继发病因鉴别，所有 IgA 肾病患儿应当接受病毒血清学，包括人体免疫缺陷病毒（Human immunodeficiency virus，HIV）、乙型肝炎病毒（Hepatitis B virus，HBV）、丙型肝炎病毒（Hepatitis C virus，HCV）以及肝功能和血清免疫球蛋白电泳检查加以排除上述相关疾病，这样才可以做出原发性 IgA 肾病的诊断。肾活检指征的变化在一定程度上可影响 IgA 肾病的疾病谱和预后，影响其治疗决策。有报道显示部分原发性 IgA 肾病患儿合并有 IgG、IgM、C3 沉积，极少数有 C1q、C4 沉积，还有少数患儿甚至出现"满堂亮"（指肾组织免疫荧光 IgA、IgG、IgM、C3、C1q、FR 同时阳性），其预后一般均不好。也有少数报道免疫球蛋白沉积以及沉积部位不仅仅在系膜区的 IgA 肾病，其病理意义、治疗反应以及对预后的影响有待进一步研究。

(2) 儿童原发性 IgA 肾病进展的危险因素

儿童原发性 IgA 肾病的临床表现多种多样，从孤立性血尿进展至急进性肾小球肾炎甚至肾衰竭的速率也各不相同。因此，全面的风险评估对于确定治疗方案和平衡治疗风险必不可少。而《KDIGO 指南》强调：原发性 IgA 肾病患者在诊断时和随访期间观察蛋白尿、血压及肾小球滤过率等，以评估肾病进展的风险。

蛋白尿：长期以来，蛋白尿一直被看作是肾脏损害的标志。多个大样本的前瞻性研究表明，如果 IgA 肾病患者在随访过程中始终存在高水平的蛋白尿，那么其预后是不容乐观的。日本学者对 1012 例 IgA 肾病患者进行了 30 年的随访研究发现，尿中蛋白质及量的异常可造成肾功能进展性损害，且蛋白尿是 IgA 肾病进展为终末期肾病的独立危险因素。国内研究也提示成人尿蛋白定量＞ 1.0g/d 者是＜ 1.0g/d 患者进入透析或者 ESRD 的 9.4 倍，是＜ 0.5g/d 患者的 46.5 倍。此结果表明高水平的蛋白尿患者更易导致终末期肾病。有研究报道蛋白尿是肾小球滤过率最强的独立预测因子，持续蛋白尿＞ 3g/d 者的肾功能下降的速度是蛋白尿＜ 1g/d 者的 25 倍。少量蛋白尿（蛋白定量＜ 1.0g/d 或者＜ 0.5g/d）也与 GFR 的下降或者慢性肾脏损害有着密切的关系。此数据表明持续不缓解的蛋白尿可促进肾功能减退，肾功能下降的速率与尿蛋白增加的量是相关的。因此，蛋白尿是 IgA 肾病预后的最强独立预测因子，呈"剂量依赖"效应，24h 尿蛋白定量越高则预后越差。对于儿童原发性 IgA 肾病，目前还没有客观的、独立的数据直接证明肾功能下降的速率与尿蛋白增加的量是相关的，尚需大样本回顾性研究加以分析。

高血压：高血压是原发性 IgA 肾病患者常见的并发症。有研究显示 24h 尿蛋白定量、高尿酸血症、血肌酐水平、系膜细胞增生、肾小球硬化、肾间质病变、动脉内膜增厚及透明变性与原发性 IgA 肾病高血压的发生呈正相关。大量资料证实，伴有高血压的 IgA 肾病患者，肾脏病理损害程度严重。高血压对肾脏组织之所以影响明显，早期主要是对肾小管功能的影响，出现尿浓缩功能异常，长期可引起肾小动脉硬化、管壁增厚、管腔变窄，进而继发出现肾实质缺血性损害。研究发现，原发性 IgA 肾病合并高血压患者出现肾小球毛细血管内皮细胞增生可能与 24h 收缩压升高有关，肾间质纤维化以及肾小管萎缩可能与 24h 收缩压及 24h 舒张压升高均有关。同时，在肾脏病的进展过程中，因为水钠潴留、交感活性增强、肾素-血管紧张素系统激活等会加重高血压，24h 收缩压也随着肾功能水平的下降而升高，造成恶性循环。高血压家族史对疾病的预后也有显著的影响。综上所述，高血压是影响原发性 IgA 肾病患者进展和不良预后的危险因素，在临床治疗中，要综合考虑多种检测指标，从而有效提升治疗效果。儿童原发性 IgA 肾病发生高血压的现象也是屡见不鲜，但国内目前大样本此类报道相对甚少，尚需进一步研究加以明确。

血尿酸水平：高尿酸血症是体内嘌呤代谢紊乱，并通过尿酸盐在肾小管-间质沉积而引起肾脏损害。有研究发现，合并高尿酸血症的原发性 IgA 肾病患儿的肾脏病理 Lee 氏分级、肾小管间质损害病理分级和病理积分较正常尿酸患儿严重。因此，高尿酸血症作为肾脏疾病发生及进展的独立危险因素,越来越受到人们的关注。尿酸水平影响着肾脏疾病的预后,且更容易出现 GFR 下降和进入 ESRD。一项回顾性分析显示,合并高尿酸的原发性 IgA 肾病患儿,其高血压发生率高于尿酸正常者,其血清肌酐、尿素、血尿酸与血肌酐比值高于尿酸正常者,而肌酐清除率低于尿酸正常者。高尿酸血症已成为儿童原发性 IgA 肾病病情进展和预后不良的重要因素。因此,在治疗肾病的同时不要忽略高尿酸血症的治疗及预防。

病理改变: 儿童原发性 IgA 肾病的病理改变涉及肾小球、肾小管－间质和肾血管,病变程度不一,复杂多样,其病理改变与患儿临床表现及预后有一定的关系。评估原发性 IgA 肾病病理特征对患儿的治疗及评估预后具有一定的指导意义。

①新月体形成:新月体形成是儿童原发性 IgA 肾病肾脏病理改变中的一种严重表现,其临床表现、病理改变相对较重,临床上应提高对伴新月体形成的原发性 IgA 肾病的认识。近年来,国内外研究发现,IgA 肾病的表现为肉眼血尿,常提示新月体形成。儿童原发性 IgA 肾病中新月体的发生并非少见(20%～39%),并被认为是不容忽视的影响预后的危险因素之一。研究发现,伴新月体形成的原发性 IgA 肾病患儿进展至 ESRD 的风险较不伴新月体患者高 1.5 倍,并且即使伴少量或小型新月体形成的原发性 IgA 肾病,其发生 ESRD 的比例也高于无新月体。而依照大多数肾脏病学者提出的肾活检指征即为血尿伴蛋白尿＞1.0g/d,显

然会使一部分伴新月体形成的原发性 IgA 肾病患者无法被早期诊断，从而不能得到有效的干预而影响预后。因此，对那些临床怀疑为原发性 IgA 肾病、表现为持续性肉眼血尿（尤其是＞2 周），无论伴或不伴蛋白尿者或肾功能不全者均应考虑肾活检，以明确病理改变，以防漏诊或延误诊断，争取早期诊断，早期治疗，在急性期控制疾病进展以改善预后。

②肾小球硬化：肾小球硬化是一种不可逆的病理变化，肾小球硬化比例越高，残余肾单位越少，肾小球滤过功能下降越快，肾功能越差。肾小球硬化进展与高血压的进展关系密切，肾小球硬化的程度越高，原发性 IgA 肾病患儿的高血压风险越大，发生不良预后的风险也越高。有研究发现，肾小球硬化比例＞40%是原发性 IgA 肾病患者发生肾功能不全（肌酐翻倍）、ESRD 和死亡等不良预后的独立危险因素。

③肾小管萎缩/间质纤维化：肾小管间质纤维化是以细胞外基质蛋白在肾间质聚集为特点的变化，基质沉积可导致肾小管萎缩，管周毛细血管减少，肾小球后的血管阻力增加，使肾小球血流减少，肾小球滤过功能下降，并通过管球反馈机制而最终导致肾功能的进行性减退。多中心研究发现，肾小管萎缩/间质纤维化对肾脏预后的影响很大，肾活检病理诊断 25%～50% 的肾间质纤维化和＞50% 肾间质纤维化与＜25% 肾间质纤维化者相比，其出现不良事件（GFR 下降 50% 或者进入 ESRD）风险为 3.7 倍和 15.1 倍。结果表明＞25% 的间质纤维化是原发性 IgA 肾病预

后的独立危险因素，相对较小程度的间质纤维化也增加了不良预后的风险，但目前针对儿童原发性 IgA 肾病的该方面的研究，还缺乏大样本的循证医学证据。

其他危险因素

①起病年龄和性别：起病年龄和性别对儿童原发性 IgA 肾病进展的影响存在着很大的争议。一项 711 例原发性 IgA 肾病患儿的研究发现：低龄发病的患儿肾生存率较低，相反，较高年龄发病的患儿显示疾病进展缓慢。但 Nozawa 等对 181 例原发性 IgA 肾病患儿进行随访发现，低年龄发病较高年龄发病的预后好，可能与学龄前儿童 IgA 在肾病病理中球性硬化少、间质损伤较轻时就给予了干预治疗有关。故起病年龄是否构成儿童原发性 IgA 肾病预后的危险因素有待进一步探讨。儿童原发性 IgA 肾病多发于男性，研究发现男性的雄激素能刺激在肾小管细胞的 Fas/FasL 凋亡通路，从而导致肾细胞凋亡，也可以与线粒体通路交互作用，导致其他损害机制激活，如缺血和毒素，加重肾小球硬化，加快肾功能损伤。即在慢性肾脏病中，男性比女性进展更快、预后更差。Goto 等对 10 年的随访研究发现原发性 IgA 肾病患者中男性预后较差，提示男性是原发性 IgA 肾病预后的危险因素，但国内 Le 等的研究并未得出性别与原发性 IgA 肾病长期预后的关联性。

② BMI 指数：超重和肥胖（即 BMI $\geq$ 25kg/m^2）是评估原发性 IgA 肾病预后的危险因素。Goto 等发现 BMI $\geq$ 25kg/m^2 是血肌酐增加 1.5 倍的独立预测因素，且 BMI $\geq$ 25kg/m^2 的 IgA

肾病患者的 5 年（82.6%）和 10 年（43.5%）生存率都远远低于 BMI ＜ 25kg/m² 的患者的 5 年（100%）和 10 年（85%）生存率，提示 BMI ≥ 25 kg/m² 与长期预后不良密切相关。超重和肥胖（BMI ≥ 25kg/m²）可引起肾血流动力学的改变，出现肾小球内高压力、高灌注和高滤过，无法维持体内代谢需求和水电解质平衡，造成肾脏损害。故肥胖的原发性 IgA 肾病患者出现高血压和进展为慢性肾衰竭的风险高。另外，Kato 等观察发现，对于原发性 IgA 肾病患者，BMI ≥ 25kg/m² 会造成肾脏病理结构的改变，如肾小球肥大和广泛的肾小球基底膜（glomerular basement membrane，GBM）增厚，进而加重患者蛋白尿的程度。

③家族遗传性：IgA 肾病是一种多因素、多基因参与的复杂的遗传性肾小球疾病，长期研究发现原发性 IgA 肾病发病可呈家族聚集现象，且家族性 IgA 肾病约占全部 IgA 肾病的 10%。虽然家族性 IgA 肾病在临床和病理上与散发性 IgA 肾病无明显差异，但家族性 IgA 肾病较散发的 IgA 肾病患者发病率高，进展为 ESRD 的比例高，从发病年龄来看，越往子代发病越早，存在遗传早现现象。Schena 等的研究也证实，家族性 IgA 肾病患者预后差，其与散发性 IgA 肾病患者对比，两者最终进展为 ESRD 的比例分别为 64% 和 8%，肌酐翻倍的发生率分别为 65% 和 11%，20 年肾存活率分别为 41% 和 94%。虽然家族遗传性在原发性 IgA 肾病的临床上表现出明显的相关性，但具体易感基因仍未确定。有 60% 的患者发病与染色体基因位点 6q22-23、4q26-31 和

17q12-22 有关，目前关于家族性 IgA 肾病预后的长期随访较少，其疾病进展情况的评估尚需大样本随访研究。

综上所述，影响儿童原发性 IgA 肾病预后的危险因素很多。目前，大量蛋白尿、高血压、血尿酸水平及病理特征性改变如新月体形成、肾小球硬化、肾小管萎缩或肾间质纤维化是较明确的影响儿童原发性 IgA 肾病预后的不良危险因素。而起病年龄、性别、BMI 指数、家族遗传等方面的因素均在不断研究中得到认识。IgA 肾病作为慢性进展性疾病，全面的风险评估是诊断和治疗儿童原发性 IgA 肾病必不可少的环节。对于原发性 IgA 肾病的患儿，尽早地发现和诊断，尽早地干预其疾病危险因素，对延缓疾病的进程和防止不良预后的出现有着重要意义。

20. IgA 肾病治疗的决定因素：决定走哪条路

由于儿童原发性 IgA 肾病的临床表现呈现多样性、反复性、慢性进展性以及与临床病理不平行性等特点，迄今为止，理想的针对临床和肾脏病理特点完成的临床试验不多，高质量、多中心、随机对照的临床试验也略显不足。目前，儿童原发性 IgA 肾病的治疗多为针对临床主要表现以及肾脏病变轻重，采用多药联合（即"鸡尾酒式治疗"）、低毒性、长疗程（一般 1～2 年以上）的治疗原则。

（1）以血尿为主要表现的儿童原发性 IgA 肾病的治疗

儿童原发性 IgA 肾病可表现为持续性镜下血尿和肉眼血尿

两种形式。目前，多数观点认为孤立性镜下血尿、肾脏病理Ⅰ级或Ⅱ级无须特殊治疗，但需定期随访，如随访过程中出现病情变化（如合并蛋白尿、持续性肉眼血尿、高血压等）应重新评价。但有学者随访发现，32%孤立性镜下血尿的患者会出现高血压，19%孤立性镜下血尿的患者会出现肾功能减退，提示单纯镜下血尿型的原发性IgA肾病并非肯定预后良好。Glassock认为，持续超过6个月的镜下血尿是原发性IgA肾病预后不良的危险表现，而表现为孤立性血尿的儿童原发性IgA肾病以发作性肉眼血尿为多见，Lee氏病理分级以Ⅲ级为多见，常有肾脏不良病理表现，其患儿临床与病理损伤往往不平行。因此，对于单纯血尿型的原发性IgA肾病患儿，即使仅表现为镜下血尿，也应及早行肾活检，其血尿与肾脏病理的严重程度不成正比，且发作性肉眼血尿和镜下血尿者的病理分级、肾脏不良病理表现百分率比较差异均无显著性，应密切随访和积极治疗。

《KDIGO指南》也指出，单纯性血尿原发性IgA肾病患者，疾病可能呈进展过程，需密切随访。《中华医学会肾脏病临床诊疗指南》指出：对与扁桃体感染密切相关的反复发作性肉眼血尿，可酌情行扁桃体摘除术。对于儿童原发性IgA肾病，如果1年内多次发生扁桃体炎，并因此引起IgA肾病反复出现发作性血尿甚至肉眼血尿时，很多专家也认可考虑进行扁桃体切除术，这样一方面有助于减少血尿的反复发作，另一方面也可能减少IgA肾病患者扁桃体中产生更多IgA分子的机会。但是否确认能减少儿童 IgA 肾病肉眼血尿的发生还有待于多中心、大样本的前瞻性研究证实。另外，抗血小板聚集及抗凝促纤溶治疗也有利于原发性 IgA 肾病患者完全缓解。

《KDIGO 指南》还建议使用鱼油给予 3～6 个月的支持疗法，由于证据不充分，《KDIGO 指南》不建议对原发性 IgA 肾病患者进行扁桃体摘除和抗血小板聚集的药物治疗，也没有建议对单纯性血尿的原发性 IgA 肾病患者进行免疫抑制治疗。对临床持续 2～4 周以上的肉眼血尿者，专家建议可试用甲泼尼松龙冲击治疗 1～2 疗程。针对此症国内临床见有中（成）药的实际应用，但其有效性尚缺乏循证医学的证据支持。

（2）合并蛋白尿时儿童原发性 IgA 肾病的治疗

多个大型的临床研究证实，蛋白尿是 IgA 肾病预后的最强独立预测因子，呈"剂量依赖"效应，24h 尿蛋白定量越高则预后越差。《KDIGO 指南》要求，原发性 IgA 肾病患者在治疗上以降蛋白尿和降压为主。尽管目前我们对原发性 IgA 肾病患者的危险分层认识以及准确预测患者个人风险水平的能力是有限的，但为了减少将来肾脏功能丢失的风险，持续控制血压和蛋白尿是必要的。

《KDIGO 指南》建议：当成人尿蛋白量 ＞ 1g/d、儿童尿蛋白量 ＞ 25mg/（kg·d）时，即中度蛋白尿，推荐长期使用 ACEI 或者 ARB 治疗，目标血压 ＜ 125/75mmHg；若尿蛋白量在 (0.5～1) g/d、儿童尿蛋白量 ＜ 25mg/（kg·d）时，即轻度蛋白尿，建议使用 ACEI 或 ARB 治疗，且在患者能够耐受的情况下，ACEI 或 ARB 从小剂量逐渐加量，目标血压＜ 130/80mmHg。大量随机临床研究证实 ACEI 和 ARB 能降低蛋白尿，但缺乏长期随访研究证实其能减少 ESRD 的发生，也没有数据显示 ACEI 和 ARB 何者更优。有研究显示 ACEI 和 ARB 的联合治疗较单一疗法减少 73% 的尿蛋白（ACEI 减少 38%，ARB 减少 30%）。然而，尚需做更多的关于儿童的研究来证实联合治疗确实可以使预后更好。对于经过 3 ～ 6 个月最佳的基础治疗（包括使用 ACEI 或者 ARB 和控制至目标血压的治疗）后，24h 尿蛋白仍然持续≥ 1g、儿童尿蛋白量＞ 25 mg/（kg·d）且 GFR ≥ 50ml/min 的原发性 IgA 肾病患者，是选择糖皮质激素治疗的适应证。《KDIGO 指南》建议糖皮质激素治疗疗程为 6 个月，但对于激素的用量尚不能给出推荐方案。可在综合评估患者临床及病理表现、激素不良反应后参照其他肾炎的治疗措施制定个体化治疗方案。

对于应用鱼油控制原发性 IgA 肾病中度蛋白尿、延缓疾病进展的临床研究结果不一。来自多中心、随机、对照临床试验研究显示，每日 OMEGA-3 脂肪酸组和隔日泼尼松治疗组并没有显示出优于安慰剂组的疗效，因此，专家并不推荐在临床治疗中为了控制蛋白尿、延缓肾脏病进展而单独应用鱼油。有一篇 RCT 报道鱼油对于防止病情进展至 2 个终末点（ESRD 及 SCr 增加≥ 50%）的有利效应，在这项研究中，鱼油可明显减少蛋白尿。多数关于在原发性 IgA 肾病患者中应用鱼油的研究为低质量的研究证据，然而考虑到该治疗危险性很小以及可能对心血管的有益性，因此，鱼油可以认为是一种安全的治疗方案。

当成人尿蛋白量＞3.5g/d、儿童＞50mg/（kg·d）或＞3g/d时，即肾病综合征型或伴肾病水平蛋白尿，这些原发性 IgA 肾病患者可以考虑按照治疗微小病变型肾病的治疗方案来治疗。在应用 ACEI 和（或）ARB 的基础上，采用长程激素联合免疫抑制剂治疗。关于免疫抑制剂的应用问题，首选环磷酰胺，鉴于相关试验结果和药物潜在的不良反应，不建议单用环磷酰胺治疗；也可以采用多种药物联合治疗，如联合华法林和双嘧达莫，其疗效显著优于单独应用糖皮质激素的疗效。此外，关于吗替麦考酚酯、咪唑立宾、环孢素 A、他克莫司与来氟米特等药物的应用，尚缺少多中心、大样本的随机对照临床试验的证据，需结合临床实际酌情应用。

（3）急进性肾炎型和（或）伴有新月体形成的儿童原发性 IgA 肾病的治疗

尽管专家们普遍认为原发性 IgA 肾病的治疗应依据肾脏病理所见，但实际上目前并没有公认的用于具体指导治疗的肾脏病理分级标准。这可能与人们目前尚未完全澄清什么是影响疗效以及影响预后的病理指标不无关系。《KDIGO 指南》中提到的关于"急进性肾炎型和（或）伴有新月体形成的 IgA 肾病"的含义，如前所述，IgA 肾病的临床表现与肾脏病理并不一定平行，有时临床并没有急进性肾炎的表现，但肾活检发现肾组织中有新月体；反之，临床表现为急进性肾炎，但肾组织中未发现新月体的情况也有发生。伴新月体形成的原发性 IgA 肾病患儿以细胞性新月体及细胞纤维性新月体为主，伴系膜细胞增生，部分伴毛细血管内增生，提示以急性改变为主，此病变特点为治疗干预提供了时机。研究发现在细胞性新月体的形成时期，积极治疗对患者的预后，尤其是肾功能的长期稳定有益处。对于肾功能快速减退的急进性肾炎型和（或）伴有新月体形成的原发性 IgA 肾病患者，《KDIGO 指南》建议可按照相关性血管炎的治疗方案使用糖皮质激素和环磷酰胺治疗。同时，《儿童原发性 IgA 肾病诊断治疗指南》指出，当新月体肾炎或肾病理中新月体形成累及肾小球数超过 30% 时，可以考虑首选大剂量甲泼尼龙冲击治疗。短期糖皮质激素冲击和静脉环磷酰胺治疗可以减少新月体数量及降低内皮增生的程度并减少蛋白尿和稳定肾功能。因此，对于急进性肾炎型和（或）伴有新月体形成的原发性 IgA 肾病，国内外均建议应用激素和免疫抑制剂，但是相对于国内对免疫抑制剂的广泛应用，考虑到免疫抑制剂的不良反应，国外更支持以激素作为基础药物，在其基础上再考虑是否应用环磷酰胺、硫唑嘌呤等免疫抑制剂。目前关于儿童新月体型原发性 IgA 肾病的 RCT 研究甚少，主要来自专家建议，希望在今后的临床实践和研究中能予以明确。一些新型免疫抑制剂也已开始用于治疗原发性 IgA 肾病，如吗替麦考酚酯（MMF），但 MMF 治疗 IgA 肾病的疗效仍存在争议，而且尚未见儿童相关报道。只有低质量的证据支持可以用血浆置换与免疫抑制剂联合治疗急进性肾炎型和（或）伴有新月体形成的原发性 IgA 肾病患者。

21. 儿童 IgA 肾病预后的关键因素（蛋白尿等）是警示灯

原发性 IgA 肾病是亚洲地区最常见的儿童原发性肾小球疾病之一，其临床表现多种多样，加上个体治疗的差异性，其预后有较大的差异。Yata 等对 500 例原发性 IgA 肾病患儿长期随访发现，患儿 10 年的肾存活率为 96.4%，20 年的肾存活率为 73.9%，部分患儿仍面临慢性肾功能不全的危险。儿童原发性 IgA 肾病病变较成人轻，多因素分析及多元统计学分析表明，儿童肾脏存活率显著高于成人。目前，对儿童原发性 IgA 肾病的预后及其影响因素尚有争议，下面结合国内外原发性 IgA 肾病指南建议，对影响儿童原发性 IgA 肾病预后的关键因素进行探讨，为儿童原发性 IgA 肾病预后转归的评估和干预提供临床指导。

（1）尿蛋白

有数据显示尿蛋白定量 > 1.0g/d 的患者 10 年和 20 年的生存率分别为 73% 和 56%，其明显低于整体患者的生存率（10 年 85%，20 年 67%）。Glassock 表示持续超过 6 个月的中到大量蛋白尿（0.5～3g/d）是 IgA 肾病预后不良的最有力的危险因素。如前所述，蛋白尿是影响原发性 IgA 肾病患者进展和不良预后的危险因素，如果 IgA 肾病患者在随访过程中始终存在高水平的蛋白尿，那么其预后较差。持续不缓解的蛋白尿可促进肾功能减退，肾功能下降的速率与尿蛋白增加的量是相关的。Reich 等发现，随访过程中 24h 尿蛋白的下降为预后良好的指标。以上结果表明，尿蛋白的水平以及持续的时间直接影响着原发性 IgA 肾病的预后。因此，积极控制和解除蛋白尿，对缓解原发性 IgA 肾病的远期进展有很大意义。最近的研究显示，起病时尿蛋白 > 1.0g/d 可作为反映原发性 IgA 肾病病变进展的一个临床标志。

（2）高血压

目前国内外学者一致认为，高血压在原发性 IgA 肾病肾损害的进展中起着重要的作用。如前所述，高血压是影响原发性 IgA 肾病患者进展和不良预后的危险因素，伴有高血压的原发性 IgA 肾病患者，肾脏病理损害程度严重，如肾间质纤维化、肾小管萎缩就与 24h 收缩压及 24h 舒张压升高均有关。其原理可能是：伴有高血压的原发性 IgA 肾病患者，其肾素 - 血管紧张素 - 醛固酮系统（Renin-angiotensinaldosterone system，RASS）明显活跃，血管紧张素具有较强的收缩血管及刺激细胞增殖的作用，可直接促进血管内皮细胞的凋亡，从而加重肾损害。因此，在原发性 IgA 肾病的随访过程中，需动态监测血压，从而能够更准确地预测疾病的进展。如出现血压增高，应当积极控制，以免疾病进一步恶化。肾活检时，血压水平也很重要，部分患者在临床上并未出现高血压，但病理上已有小动脉损伤，提示血管病变可能先于高血压发生，故评价肾血管病变有助于预测高血压的发生和及早发现肾功能减退,有利于早期干预治疗,延缓肾功能损害的进展。但在儿童原发性 IgA 肾病中,尚缺乏该病伴高血压患者的长期随访。

(3) 病理分级

原发性 IgA 肾病病理组织学改变多种多样,且病理改变与患者临床表现及预后有一定关系。《KDIGO 指南》建议用肾脏病理特征评估预后,目前关于肾活检组织病理表现与预后不良之间关联的循证证据不足。有研究将高血压、蛋白尿、病理分级等作为观察指标与预后分级进行回归分析,结果为病理分级是影响原发性 IgA 肾病预后的重要不良因素,对指导患者治疗及评估预后的意义更大。不同的组织学分级侧重点有所不同,各有其优缺点,对预后评估的判断也有所不同,但目前还没有一个分级系统能广为临床和病理医生所接受。

1982 年,由韩国人 Lee 等提出 IgA 肾病的 Lee 分级,在国际上广泛应用,评估指标根据系膜细胞增生的程度、是否有肾小球球性硬化、是否有毛细血管外增生等分为 Ⅰ~Ⅴ 级,分级越高,预后越差。1997 年,美国学者 Hass 对 Lee 氏分级进行改进,建立了 Hass 分级系统,增加了肾小管 - 间质病变在 IgA 肾病预后评估中的权重,认为 > 40% 的肾小管萎缩、间质纤维化预后差。随着肾小管间质病变程度的加重,血压、蛋白尿、肌酐等临床指标水平也会增加。肾小管萎缩、肾小管间质纤维化为肾小管慢性损害,为不可逆性病变;而间质炎症反应则为急性病变,对糖皮质激素治疗有反应，为可逆性病变。Myllymaki 等发现，肾小管间质炎症反应的严重程度及肾小管间质 $CD3^+T$ 细胞浸润也为影响原发性 IgA 肾病预后的危险因素，糖皮质激素可抑制炎症反应，改善其预后。

Katafuchi 肾小球积分系统是一种独立的分级系统，可对肾小球、肾小管、血管等部位的各个指标按病变轻重进行评分，再将单项分相加得到总积分。与上述综合分级系统相比，具有更多信息量，分类也更精确。有学者对儿童原发性 IgA 肾病初次尝试用 Katafuchi 半定量计分评估肾脏各项病理参数，发现该系统较 Lee 组织学分级，在评估肾脏病损与预后的关系时更为敏感，而且能对肾脏各部分损害的程度进行初步量化，便于评估进展中和治疗前后的肾损害的变化。其结果显示：疗程越短、24h 尿蛋白总量越高、临床分型不同等是儿童原发性 IgA 肾病预后不良的重要影响因素。

2009 年 9 月，国际 IgA 肾病协作组颁布了 IgA 肾病牛津分型，该系统制定严密，充分考虑了可重复性，是目前最严谨科学的分型方法。研究认为，系膜细胞增生（M）、肾小球毛细血管内细胞增生（E）、节段性肾小球硬化（S）、肾小管萎缩、间质纤维化（T）是影响 IgA 肾病预后的独立危险因素。通过一系列循证医学研究，牛津分型研究组认为：肾组织 M、E、S 和 T 病变与肾活检时患者 24h 尿蛋白定量、血压水平以及肾小球滤过率等临床指标密切相关，故可被用于评价原发性 IgA 肾病患者的肾脏预后。在《KDIGO指南》中，明确提到牛津病理分级可能作为判断预后的病理分级标准，但尚需临床验证。尽管牛津分型被认为是迄今为止设计得最为科学的分型体系，一经颁布便引起全世界的高度关注，但其对疾病远期预后的评估作用尚需大量临床研究进行验证，因此没有包括在目前的循证指南中。另外，免疫病理，尤其是IgA在系膜的沉积是诊断IgA肾病的必需条件，但并未发现不同的免疫病理与预后有关。

儿童原发性IgA肾病的预后受多种因素影响，目前，大量蛋白尿、高血压、病理分级是较明确的影响IgA肾病预后的关键因素。当然，以后可能还会有更多的影响因素，如超重、遗传等因素被不断认识和关注。在儿童原发性IgA肾病的随访过程中，充分认识疾病预后的关键因素，密切观察关键因素的动态变化，是预防疾病恶化的一项重要措施，有利于把握疾病的最佳治疗时机，选择恰当的治疗方案，尽可能改善其预后。

（方　香　整理）

儿童 IgA 肾病专科领域内有争议的问题

22. 扁桃体是否是"鸡肋"

扁桃体是产生 IgA1 的主要部位之一,很多 IgA 肾病患者都伴有慢性扁桃体炎,尤其是表现为肉眼血尿反复发作的患者。慢性扁桃体炎被认为可能是 IgA 肾病发生的诱因之一。切除扁桃体可能减少这种异常的 IgA1 的产生,是至今仍在应用的、治疗 IgA 肾病的手术方法之一。

在咽淋巴环扁桃体中,腭扁桃体具有极为重要的临床意义,腭扁桃体表面有许多隐窝,扁桃内有许多分支直达深部,从而使扁桃体的表面积增大,细菌及病毒等外源性抗原易于附着与侵入,具有与抗原接触的最适宜的结构。隐窝的最深部位,存在着鳞状上皮与淋巴上皮(淋巴细胞混合存在的)共生部分,是最容易受到外源性抗原侵入的扁桃体实质部位,经巨噬细胞处理,通过活性化的辅助 T 细胞在淋巴滤胞内 B 细胞被活化、分化、成熟,经抗体生产细胞产生抗体,起着清除细菌与病毒的作用。还可经输出淋巴管向其他免疫脏器传递免疫信息。在病灶性扁桃体内,抗原性强的抗原具有刺激扁桃体淋巴细胞的细胞周期活化的作用,对细菌及病毒可产生特异性抗体,进而通过对 EB 病毒改变扁桃体淋巴细胞的研究,可提示自身抗体的产生。

鉴于 IgAN 与扁桃体免疫学异常有关,从预防抗原入侵的角度,对 IgAN 患者施行扁桃体切除术不失为一项行之有效的治疗措施。在周围免疫器官中,扁桃体的免疫功能处于次要地位(以脾脏和淋巴结的免疫功能为主),虽然扁桃体摘除会降低血清和黏膜分泌型 IgA 的水平,尤其在儿童比较明显,但不会导致明显的免疫缺陷,不会增加免疫调节疾病,如上呼吸道感染的发病概率。有作者观察到,完全摘除扁桃体的患儿血清中 IgA 含量与术前无差异,说明术后体液免疫功能无变化。慢性扁桃体炎反复发作使正常的扁桃体组织被炎症和纤维瘢痕组织所代替,免疫功能下降,这样的扁桃体还带有大量的致病菌和毒素,可对机体造成危害。所以,对于儿童慢性扁桃体炎手术切除也是必要的,术后可增强机体抵抗力。近年来的回顾性和前瞻性随访观察发现,扁桃体切除术在缓解临床症状及防止肾功能的进展等方面均有重要作用。重复肾活检的研究发现,部分 IgAN 患者经过激素和扁桃体摘除等治疗后,沉积在系膜区的 IgA 可以消失。

Meta 分析得出结论,扁桃体手术对 IgA 肾病的肾存活是有好处的,可以降低肾功能不全的比率。尽管得出扁桃体手术对

IgA 肾病患者的肾存活有好处的结论，但确定手术适应证和禁忌证仍是非常必要的，并不是所有 IgA 肾病患者切除了扁桃体就能明显提高肾生存率，扁桃体摘除的效果是有限的，不一定都能改变 IgA 肾病患者并发肾功能不全的风险和预后。IgA 肾病患者扁桃体切除的适应证和禁忌证还没有一致的意见，主要有以下几种观点：①早期进行：对 IgA 患者行扁桃体切除应在早期进行，IgA 肾病的早期阶段，患者的肾功能正常，手术风险小。②肾功能指标与手术的关系：肌酐清除率是反映肾小球滤过功能和粗略估计有效肾单位的数量的指标，故为测定肾损害的定量试验。如果患者肌酐清除率太高，可以考虑为手术意义不大，为禁忌证。肾功能受损严重的患者行扁桃体切除无效，行扁桃体切除术后预后更差。因此，IgA 肾病患者扁桃体摘除的适应证主要为扁桃体感染后尿检异常加重、轻至中度肾损害。

23. IgA 肾病病理分型的日新月异：瑕瑜互见

IgA 肾病的病理分级系统是判断 IgA 肾病的病情严重程度、治疗方案和预后的重要参考指标。目前，国际上有多种版本的 IgA 肾病病理分级的标准：1982 年 Lee 等倡导的五型分级、1997 年 Haas 提出的病理学分级、1997 年 WHO 公布的病理分级标准以及 2009 年国际 IgA 肾病协作网和肾脏病理学会工作组提出的 IgA 肾病牛津分类，其中 Lee 分级系统和 Hass 分级系统在临床上应用较为广泛。Lee 分级系统分法比较全面、客观，能较好地反映 IgA 肾病病情的轻重。但是，1990 年 Bogenschtitz 等的研究结论表明肾脏间质纤维化是预测肾脏预后的最重要的指标，Lee 分级系统没能认识到间质纤维化可以作为预测肾脏预后和存活的一个独立指标。因此，Hass 于 1997 年在 Lee 的分级系统上进行改进后提出了 Haas 分级系统。Haas 分级系统认为肾脏间质重度纤维化（＞40% 的肾小管萎缩）是预后不良的重要指标。因此，在 Haas 分级系统中，只要存在＞40% 的肾小管萎缩或消失即属于病变严重的 V 级病变，而肾小球的组织学改变则处于次要地位。Lee 分级系统和 Haas 分级系统都是综合性的分级系统，它们综合了一些可能可以预测疾病预后的组织学病变。又因肾小球病变以严重程度分级，故操作简单，易于应用。但这两种分级系统中都没有硬化范围等的详细明确规定以及程度上定量的概念，而仅对各级病理指标予以描述性定义，导致不同病理学家的判断可能产生偏差。另外，两种分级系统虽均提出了某些病理指标与预后相关，但并未结合临床进行相关性分析研究。因此，以往的 IgA 病理分级系统都存在不同程度的局限性，肾脏病临床医师和病理医师对不同的分级系统也有争议，而对 IgA 肾病病理分型的争议不利于开展 IgA 肾病的相关研究，因此，在 2004 年，由全球多位肾脏病临床专家和病理专家组成的国际 IgA 肾病协作组开始了在全球范围内制定统一的 IgA 肾病病理分型工作，旨在建立一个定义完整明确、可重复性良好、在临床工作中简单实用、能从病理组织学角度为诊断和治疗提供帮助的病理分型。经过 5 年的研究，国际 IgA 肾病协作组于 2009 年 9 月公布了这一新的病理分型方法——牛津病理分型。牛津分型是对来自亚洲、欧洲、南美洲和北美洲的 8 个国家的 265 例 IgA 肾病患者（包括 59 例儿童）平均超过 5 年的随访后，通过统计学方法分析病理指标对预后的影响，从重复性良好、相互之间没有关联性、既往已证实与预后有关的 6 个病理指标中筛选出系膜细胞增生（M0/1）、内皮细胞增生（E0/1）、节段性硬化或粘连（S0/1）及肾小管萎缩或肾间质纤维化（T0/1/2）等 4 种病变进行评分，这 4 种病变被认为是影响肾脏预后的独立危险因素。但从儿童 IgA 肾病的临床应用来看，IgA 肾病的牛津分型也有其局限性：①牛津分型在制定的过程中，入组研究的病例中，儿童病例只占 59 例，而且儿童 IgA 肾病的肾脏病理组织学具有年龄差异，随着年龄增长，肾脏的病变程度会有显著改变。②儿童 IgA 肾病的病理变化与成人有很大差异：成人 IgA 肾病的病理变化主要集中在肾小球硬化、肾小管萎缩、间质纤维化、动脉硬化病变等，而儿童肾脏病理中以系膜和毛细血管内细胞增生以及新月体常见。③新月体病变在儿童 IgA 肾病病理变化中较为常见，但 IgA 肾病牛津分类不包括新月体病变，而新月体病变也是影响预后的重要病理指标。但总体来说，IgA 肾病牛津分型提出了更为科学的与 IgA 肾病预后相关的新思路和病理指标，对现阶段儿童 IgA 肾病的临床诊治具有现实的指导意义。

(1) Lee 分类系统

Ⅰ级：绝大多数正常，偶尔轻度系膜增宽（节段）；伴或不伴细胞增生。Ⅱ级：肾小球局灶系膜增殖和硬化（<50%）；罕见小的新月体。Ⅲ级：弥漫系膜增殖和增宽（偶尔局灶节段）；偶见小新月体和粘连局灶间质水肿，偶见细胞浸润，罕见小管萎缩。Ⅳ级：重度弥漫系膜增生和硬化，部分或全部肾小球硬化；可见新月体（≤45%）小管萎缩，间质浸润，偶见间质泡沫细胞。Ⅴ级：病变性质类似Ⅳ级，但更严重；肾小球新月体形成>45%，类似Ⅳ级病变，但更严重。

(2) Haas 分类系统

Ⅰ型：轻微病变：肾小球仅有轻度系膜细胞增加；无节段硬化，无新月体。Ⅱ型：FSGS 样病变：肾小球呈现类似特发性 FSGS 样改变；伴肾小球系膜细胞轻度增加；无新月体。Ⅲ型（局灶增殖性肾小球肾炎）：50% 左右的肾小球细胞增生，细胞增生最初可仅限于系膜区，或可由于毛细血管内细胞增生致肾小球毛细血管袢阻塞。可见新月体。绝大多数Ⅲ型病变示肾小球节段性细胞增生（有的患者可无此病变）。Ⅳ型（弥漫增殖性肾小球肾炎）：>50% 的肾小球细胞增殖，像Ⅲ型病变一样细胞增生可是节段或球性的，可见新月体。Ⅴ型（晚期慢性肾小球肾炎）：40% 以上肾小球球性硬化可表现为上述各种肾小球病变、皮质小管中>40% 的小管萎缩或小管数减少（PAS）。

(3) IgA 肾病牛津分类（MEST 标准）

IgA 肾病牛津分类见表 1。

表 1　IgA 肾病牛津分类（MEST 标准）

病理指标	定义	积分
系膜增殖积分（M）	<4 个系膜细胞/系膜区 =0 4~5 个系膜细胞/系膜区 =1 6~7 个系膜细胞/系膜区 =2 >8 个系膜细胞/系膜区 =3 系膜细胞增殖积分取所有肾小球的平均值	M0：≤0.5 M1：>0.5
毛细血管内增生性病变（E）	肾小球毛细血管内细胞增殖致袢腔狭小	E0：无 E1：有
节段硬化与粘连（S）	任何不同程度的袢受累	E0：无 E1：有
间质纤维化或小管萎缩（T）	肾皮质小管萎缩或间质纤维化	T0：0~25% T1：26%~50% T3：>50%

24. 终末期儿童 IgA 肾病的透析治疗

1998 年，日本厚生省特定疾病进行性肾功能衰竭研究班报告中提出，可根据临床表现和肾脏病理改变将 IgA 肾病的预后分为 4 组：①预后良好组：不可能发展为慢性肾衰。②预后较好组：发展为慢性肾衰，行透析治疗的可能性较小。③预后较差组：可能在 5 年以上，20 年以内发展为慢性肾衰，行透析治疗组。④预后不良组：5年以内发展为慢性肾衰，行透析治疗组。因此，透析是IgA发展为终末期肾脏病的主要治疗方法。目前，儿童透析的方法主要分为血液透析和腹膜透析。

血液透析首先要建立血管通路。患儿因为身体小、血管细、配合度较差，给血透通道的选择和操作带来极大的困难，血透成功的关键往往取决于血管通路的条件。血管通路分为暂时性和永久性两种。暂时性通路需要行深静脉穿刺，年龄太小的儿童，因其血管太细，穿刺成功率较小。而且暂时性血管通路的护理要求较高，要防止感染和血栓的形成。另外，每次血透之后，血管通路要包扎固定好，以防导管活动导致血流不畅以及导管脱落而致大出血的发生。永久性血管通道，又称内瘘，内瘘手术方法同成人一样，手术成功后，凝血的发生率较低。但是，造瘘手术对患儿的血管条件和年龄、体重有所限制。体重低于20kg的患儿造瘘较为困难，而且造瘘手术后需要较长时间血管的条件才能成熟，因此不宜过早使用，以免造成血肿或者假性动脉瘤。因此，血液透析在儿童慢性肾脏病的应用有一定的局限性。自从20世纪60年代腹膜透析首次用于治疗儿童肾功能不全以来，其理论研究和临床应用进展迅速，特别是近十几年来，腹膜透析已成为15岁以下慢性肾功能不全患儿最常用的替代治疗方法。儿童每公斤体重腹膜面积为成人的两倍，单位有效滤过面积大，水超滤效果好且极少因血管硬化而引起腹膜毛细血管改变，通透性较好，因此，儿童腹膜较成人能更有效地清除溶质。另外，虽然儿童腹膜对中分子物质的通透性与成人相似，但由于腹膜面积较大，仍有较好的超滤效果。而且，腹膜透析在患儿病情稳定后，可转为家庭透析，转为家庭透析则于出院前1周对家属进行操作培训，出院后定期门诊随访即可。

腹膜透析是利用人体自身的腹膜作为透析膜的一种透析方式。腹膜是一种生物膜，它限制大分子物质通过，但允许小分子溶质和水分自由通过，因而具有半透膜特征。超滤是指水分在压力梯度的作用下跨膜转运的过程。腹膜是指被覆于腹壁和盆腔壁的内表面以及腹盆腔脏器的表面浆膜，约相当于人体表面积，腹腔是人体面积最大、分布最广泛的浆膜腔，平时仅有100ml以下的液体。腹膜表面由单层扁平上皮细胞及其深面的疏松结缔组织、血管和淋巴系统构成。单层扁平上皮亦称间皮，是腹膜的游离面。在大部分腹膜游离面，间皮形成连续的表面，相邻的间皮细胞由连接复合体相连接；间皮的基底面借基膜与深层的结缔组织相连，其深面的结缔组织含弹性纤维较多，此层成为腹膜的附着面。腹膜分为脏腹膜和壁腹膜：①腹膜壁层：腹膜壁层是指裱衬在腹壁内面的腹膜，按其所在部位不同，分别称为隔腹膜、前后腹膜壁层和盆腹膜等。②腹膜脏层：腹膜脏层是指覆盖于腹腔脏器表面的腹膜，它同脏器的结缔组织基质直接相连，紧附于脏器，难以分离，实质上就是许多内脏器官的浆膜层。③腹膜形成物：腹膜形成物指存在于腹腔器官与器官之间或将器官连于腹壁的腹膜皱襞。它们有助于维持器官的位置和器官之间的相互关系，皱襞内包含有走向脏器的血管及神经。腹膜的形成物有网膜、系膜、韧带、皱襞及隐窝等。壁腹膜仅占腹膜总面积的一小部分，脏腹膜在腹腔的物质转运中起主要作用。腹膜单层间皮组织贴覆在结缔组织表面，有着非常复杂的结构和功能。

慢性肾脏病腹膜透析的适应证：腹膜透析作为常规治疗方法应用于临床以来，主要治疗对象是慢性肾衰竭。下列情况更适合于腹膜透析：①＞65岁的老年人；②原有心血管疾病或心血管不稳定的患者；③糖尿病患者；④儿童；⑤反复血管造瘘失败；⑥有明显的出血倾向者。目前，临床医师已得到共识，腹膜透析作为肾脏替代一体化治疗的方法之一，可以作为终末期肾病的首选治疗方式，不拘泥于上述指征。

综上所述，血液透析受年龄和患儿血管条件的影响较大，而腹膜透析是儿童慢性肾脏病最常用的替代疗法，但腹膜透析要求家长前期的学习和日常的认真护理，以防止在透析过程中出现并发症。

（张　沛　整理）

儿童 IgA 肾病家长所关心的问题

25. 肾穿刺的必要性和并发症

儿童 IgA 肾病需要早诊断、及时干预治疗，有效预防肾脏病进展为终末期肾病，肾穿刺是 IgA 肾病诊断的金标准，也是评价肾脏病理损害严重程度的金标准。穿刺活检术虽是一种有创检查，但是对临床医生诊断病情、制定治疗方案、判断预后具有重要的意义。南京总医院儿童肾脏病诊疗中心 20 多年开展肾穿刺检查 6000 余例，最小的患儿年龄只有 27 天，是国内开展较早而且数量上最多的单位，积累了丰富的经验，且肾穿刺术后无 1 例出现严重并发症导致死亡，安全性高，为临床治疗提供了可靠的诊疗依据。目前，我中心采用的是"1 秒钟快速经皮负压吸引肾活检法"和 B 超引导下"斜角进针负压吸引法"，肾活检的成功率和取材合格率较高，且并发症发生率较低。

超声引导下肾穿刺旨在准确定位，使穿刺针避开肾窦。由于穿刺针的超声传播速率远大于肾组织的声速，造成穿刺针的显示位置与实际位置有差距，尽管超声监视屏上针尖的位置显示在肾窦外，但其在肾内的实际位置仍偏向肾窦或已触及肾窦。加上儿童年龄小，不易合作，肾组织较成人小且组织嫩，故儿童经皮肾活检作为一种有创性检查，在超声引导下仍有少数患儿出现并发症。肾活检常见的并发症包括穿刺部位疼痛、肉眼血尿、肾包膜下血肿、血凝块栓塞、肾动静脉瘘、感染、邻近器官损害及血凝块堵塞尿道而引起的尿潴留等。因此，穿刺后应平卧于床上，尤其前 6h 应绝对平卧，在血压及尿液正常的情况下，6h 后轻微活动四肢，24h 后下床活动，1 周内禁止剧烈活动，严禁用力排便及腰部的侧身运动，以卧床休息为主。

　　肾穿刺术后常见的并发症有以下几个方面：①血尿，镜下血尿比较常见，一般均常在 1～2d 内自行消失。肉眼血尿发生率较低，时间可持续 1～3 日，即转为镜下血尿，但少部分患儿肉眼血尿可持续 2～3 周。部分肉眼血尿也可能在穿刺后数日才出现。因此，在穿刺术后要鼓励患儿少量多次饮水，同时快速静脉输液，以促进排尿，冲洗尿路，防血凝块阻塞输尿管，应观察尿量及尿色，尤其是尿色的变化可以判断渗血是逐渐加重还是减轻，留取术后前 3 次的尿标本及次晨第 1 次尿标本送检。血尿明显者应延长卧床时间，延长沙袋压迫及腹带包扎时间，同时给予静脉输止血药，必要时输血。②肾周围血肿，该症是常见的并发症，多数为小血肿，可自行吸收，临床无须特殊处理。轻至中度的肾周围血肿，活检后要充分卧床休息、观察，必要时输血能得到纠正。少部分患儿会表现出相应的临床症状，包括：肾区疼痛、血红蛋白下降，甚至低血压。血肿通常在 3 个月内吸收，罕见感染。因此，肾穿刺后应密切观察患儿的临床表现，及时行床边 B 超检查。肾穿后应告诉患儿及家属要避免患儿用力排便和剧烈咳嗽等增加腹压的动作，以免增加出血量，便秘时可给予开塞露通便，咳嗽时给予镇咳处理，并严密观察血压、脉搏等，遇到有失血性休克，应尽早输血、输液以稳定血压。如果患儿肾穿刺后出现的血肿较大，压迫明显，疼痛剧烈，必要时应进行外科手术。③肾动静脉瘘，由于肾穿刺术造成的动静脉直接短路，多发生在高血压、慢性肾衰竭等患儿的肾穿刺术后，95% 以上的动静脉瘘无临床症状，能在 3～30 个月内自行愈合，无须治疗。④急性尿潴留，多为患儿不习惯床上排便或过于紧张而导致的排尿困难，给予按摩下腹部，热毛巾热敷下腹及会阴部，或听流水声刺激膀胱收缩等诱导排尿方法，经上述处理后可缓解、防止尿潴留发生。⑤腹痛、腹胀，主要是由紧张、腹带包扎过紧及术前术后饮食不当所引起，加强心理辅导，适当放松腹带及加强饮食管理，避免过饱，少吃胀气食物，是减少术后腹痛和腹胀的主要手段。腹痛明显时，遵医嘱给予小剂量的镇静药。

另外，患儿家长对穿刺的目的、必要性、安全性、能否一次成功及术后并发症等存在焦虑，这种心态对患儿会产生不良影响。我中心在肾穿刺术前进行宣教，结合患儿病情，耐心向家长解释肾穿刺的意义、方法和术后可能出现并发症的处理措施，取得家长的积极配合和支持。儿童肾脏肾活检所取的组织不到肾脏的 1/100 000，手术时间仅 1 秒钟，对肾脏的功能和肾脏病的治疗基本没有影响。

26. IgAN 家系和遗传因素

IgAN 的发病机制有多种，遗传因素是重要的影响因素，IgAN 的家族和遗传特征明确说明了这一点：① IgAN 的发病率有种族差异：印第安人和亚洲黄种人的发病率高于欧美白种人；② IgAN 的发病率有地区性差异：环太平洋、欧洲南部、意大利北部和澳洲土著人发病率高，有聚集发病的报道；③ IgAN 的发病有家族聚集发病的特点。

家族遗传学证据：1973 年，法国的研究者在一组大样本 IgAN 统计中，发现一位患者的祖母、母亲、两个兄弟和外甥有血尿和蛋白尿。1978 年，有学者首次独立报道了在 HLA 同源兄弟中行肾穿刺，证实其患有家族性 IgA 肾病。1984 年，英国学者报道，IgA 肾病患者中，有肾脏疾病家族史的患者占 3.8%。1985 年，美国学者报道，在肯塔基州一个大的家谱中，6 个 IgA 肾病患者有共同的祖先，另外 8 个患者与此家族有潜在的联系。17 个其他家族成员有肾小球肾炎的临床表现，6 个在其死亡证明书上有慢性肾病。1987 年，澳洲学者调查发现 4 代澳大利亚的土著人有很高的肾脏病发病率。被调查的 114 位土著家族成员中有 28 位有尿的异常，其中 5 位被诊断为 IgA 肾病，包括 3 兄弟、父亲、一个第4代堂姐妹。1992年，有研究者对意大利3个有潜在关联的大型家谱进行了研究，发现在出现的原发性肾小球肾炎中，IgA肾病比例最高。1978—1992年，在欧洲、美国和亚洲35个单一和多元家庭中，至少有两个成员被证实为IgA肾病。1993年，法国学者发现，在40个家庭中，有2～3个成员证实患有IgA肾病，其关系包括父母、孩子、同胞以及远房亲属。1972—1997年，有学者在意大利北部城市布里西亚研究发现，被诊断为IgA肾病的185例患者中，至少26例患者有相互家族关联，13例家族成员有肾小球肾炎的临床表现。

基因研究证据（human leukocyte antigen，HLA）系统是目前所知人体最复杂的系统。自1958年发现第一个HLA抗原，到20世纪70年代，HLA的研究涉及免疫遗传学和免疫生物学的学科内容，并成为多种疾病的遗传标志。HLA与IgA肾病关系的遗传研究结果表明：IgA肾病有关的HLA类型有HLA-B35、HLA-B12、HLA-B37、HLA-DR4、HLA-DR1、DR1、CW2、DR6Y、DRW12等，且有种族的差异性。子宫球蛋白（Uteroglobin，UG）是由类固醇诱导分泌的类细胞因子样蛋白，在进化过程中高度保守。基因位于人类第11号染色体的短臂上，其38号位点A突变为G，使UG基因在人群中的分布呈现多态性。研究发现，UG基因敲除的小鼠与UG反义转基因小鼠都表现出明显的肾脏损害，特别是表现出IgA肾病的某些临床和病理特征。有研究者对中国北方300例汉族IgAN患者的UG

基因多态性的研究发现，38AA 基因型肾病患者肾功能损伤进展较快，是影响 IgAN 预后的危险因素之一。另外，血管紧张素 Ⅱ 的 1 型受体的基因多态性与 IgAN 的进展及预后相关，一项对中国 IgAN 患者的研究表明：DD 基因型与 IgAN 的发病有关，而遗传变异不影响疾病向终末肾病转化的进程。日本学者分析了大约 80 000 个单核苷的多态性，结果表明：位于染色体 1q31—1q41 的多聚免疫球蛋白受体（PIGR 基因）的 6 个 SNPs 与 IgAN 易感性有明显的关联。另外，对 IgAN 家系的研究表明，60% 的家系与位于 6 号染色体长臂的致病基因位点连锁，表现为下调外显率的常染色体显性遗传的遗传方式，从而证实了 IgA 肾病发展中遗传因素的影响。

综上所述，IgAN 有明显的种族和地理变化、独立群体的集聚性发病、家族性集聚发病的特种，但家族性、遗传性因素在 IgAN 的发病机制中起着重要的作用。相关基因的多态性与 IgAN 的发病和病情进展密切相关。研究表明，有 IgA 肾病遗传倾向的患儿，免疫系统紊乱出现的机会较大，容易出现反复感染和炎症，如咽炎、扁桃体炎、上呼吸道感染、肺炎、胃肠炎等，这些疾病和因素的影响会导致 IgAN 的复发和反复。

（张　沛　整理）

典型病例分享

下面,让我们来认识6个被诊断为IgA肾病的病例。

病例一:消失的泡沫

在学校里,他是个特别受女同学们欢迎的男生。上天好像格外眷顾这个高大帅气的男孩,给了他出众的五官、白皙的皮肤、聪明的大脑和令人羡慕的幸福家庭。但是,孩子也有自己的烦恼。今年14岁的他,在10年前,他的父母就发现他尿中的泡沫比较多,细心的母亲带他做了体检,发现尿蛋白始终维持在1+。也就是从那时候开始,他不再被允许参加课外活动,不能和别的男孩子一起在绿茵场上奔跑,不能晒着大太阳和所有同龄人一样在篮球场上挥汗如雨。他还有一个别人都不知道的小秘密,在他的贴身口袋里,始终装着一个小小的药盒,中午吃饭的时候,他会偷偷把里面的一大把五颜六色的药片吃下去。是的,看起来健健康康的孩子,其实身体并不好。每年寒暑假,父母都会带着孩子满中国地找各个大医院的专家看病，各种各样的中药、西药吃了个遍，尿蛋白仍然不见改变，既不增加，也不减少，始终顽固地维持着 1+。

2016 年的暑假，孩子的父母带着他来到了南京军区南京总医院儿童肾病诊疗中心，我们团队考虑到他多年的病史，决定收他住院，用肾脏病理这个金标准找到孩子真正的诊断。很快，病理结果出来了：皮质肾组织 2 条。13 个肾小球中 1 个球性废弃。余肾小球节段系膜区轻度增宽，毛细血管袢开放好，见小管反流，囊壁节段增厚。PASM-Masson 结果显示：肾小球偶见嗜复红物沉积。肾小管间质病变轻，管腔内见红细胞管型，间质基本正常。动脉未见明确病变。小结：①主要诊断为 IgA 肾病。②肾脏病变类型及特点：肾小球节段系膜增生性病变伴球性废弃（7.7%）。③评分/分级：牛津分型 M0E0S0T0。④免疫荧光：肾小球 5 个，冰冻切片荧光染色 IgA++，节段或弥漫分布，呈颗粒状沉积于系膜区。IgM trace、C3 trace 节段分布，呈颗粒状沉积于系膜区。IgG、C1q 阴性。⑤Ⅳ型胶原：α3、α5 链正常。

结合病理报告，接诊医生给予以下几种药物：儿肾Ⅱ号、免疫灵口服液和咪唑立宾。其中儿肾Ⅱ号和免疫灵口服液是南京军区南京总医院儿科独立研发的儿童肾脏病专科用药，已服务临床多年，疗效显著，安全性高。3 个月后，患儿的蛋白尿消失了。他的尿里再也没有那么多的泡沫，多年来的心结终于打开。虽然暂时还不敢参加剧烈的运动，但孩子已经开始和同学们一起上体育课，一起追逐，一起欢笑。现在，孩子已经服用咪唑立宾满一年了，再过一年就可以彻底停药了。那一大把五颜六色的药片，已经减少到了两种药，而且中午再也不用偷偷摸摸带药到学校吃了。他不再自卑，不再烦恼，因为他知道，健康就在前面触手可及的地方等着自己。

病例二：突然变胖的男孩

这是一个今年刚满十一岁的大男孩。从小到大，他都比班级里同龄的孩子高，比同龄的孩子结实，明明还在上小学二年级，看起来却像高年级的大男生，走到哪里都是焦点，这也是爸爸妈妈最引以为豪的事情。

去年四月份的时候，患儿妈妈发现，儿子最近好像越来越胖了，本来帅气的脸蛋胖得有点变形，甚至皮肤都被撑得有些透亮，原本的双眼皮大眼睛更是胖成了单眼皮小眼睛。有几次患儿上完厕所忘了及时冲水，妈妈发现马桶里有很多泡沫，尿的颜色好像也有点红。妈妈左思右想，觉得不对劲，赶紧带着患儿到附近的医院看了医生，告诉了医生最近的情况。医生开了张尿常规的化验单。结果很快就出来了，尿常规显示：蛋白4+，隐血3+，红细胞计数1059个/μl。医生皱着眉头满脸凝重地看着眼泪在眼眶里直打转的患儿妈妈，对她说："孩子不是胖是水肿，孩子这是患了肾脏病了。"当地医院医生给孩子使用激素，建议立刻带孩子去南京军区南京总医院儿科治疗。

患儿的父母立刻马不停蹄地带着他，汽车转火车，火车转飞机，折腾了好几天，终于从大西北赶到了温暖的南京，如愿地挂上了夏教授的号。

患儿当天就被以"浮肿伴血尿、蛋白尿2个月"为主诉收进了病房，初步诊断为"肾病综合征"。以下是患儿入院以后科室医生整理的病史：

患儿于2016年3月1日无明显诱因出现颜面部水肿，同时出现尿色发红，尿中泡沫增多，家长未予重视，浮肿逐渐加重，2016年4月23日，至当地医院查尿常规：蛋白4+，隐血3+，红细胞计数1059个/μl。血生化：白蛋白24.8g/L，总胆固醇6.51mmol/L，诊断为"肾病综合征"，给予泼尼松12片/日，口服至今，现为求进一步诊治入院。患儿病程中一般情况尚可，精神可，食欲可，无发热，无头晕、头痛，无咳嗽、咳痰，无恶心、呕吐，无腹痛、腹泻，尿量较少，尿色呈红茶色，排便正常。

入院后，医生继续让患儿按原剂量口服泼尼松12片/天。一个月很快就过去了，患儿的尿蛋白仍然波动在3+～4+，血尿仍然很明显，医生建议尽早行肾活检，患儿的母亲拒绝了，医疗组的医生们讨论先调整治疗方案，患儿接受了一次甲泼尼龙冲击治疗，每天500毫克的甲泼尼龙，连续3天。冲击结束后，患儿的病情仍然没有起色。因血尿比较重，发病年龄相对大，可能病理类型特殊，医生再次建议行肾活检，以下是患儿的肾脏病理结果。

光镜所见：28 个肾小球中 4 个节段硬化，1 个纤维细胞性新月体。余肾小球系膜区呈轻-中度增宽，系膜细胞和基质增多，毛细血管袢开放好，节段袢内皮细胞增殖至袢腔狭窄，囊壁节段增厚。PASM-Masson：肾小球系膜区有少量嗜复红物沉积。肾小管间质病变轻，多灶性肾小管上皮细胞肿胀，散在肾小管上皮细胞刷状缘脱落，少量红细胞管型，间质基本正常。小动脉平滑肌细胞空泡变性。小结：符合 IgA 肾病，肾小球系膜增生性病变伴节段硬化和新月体形成。免疫荧光：肾小球 9 个，冰冻切片荧光染色 IgA++、IgM+、C3++，弥漫分布，呈颗粒状沉积于系膜区和血管袢，且均以系膜区沉积为主。IgG、C1q 阴性。Ⅳ 型胶原：α3、α5 链均正常。

床位医生在请示了夏教授之后，把患儿的爸爸妈妈请进办公室，和他们详细解释了患儿的病情和治疗方案的调整。患儿的诊断被做了些修改，在原先的"肾病综合征"的后面追加了一个"IgA 肾病"。夫妻俩有些懵，问医生：那患儿到底是哪个病？为什么会有两个诊断？医生很耐心地解释：这不是两个疾病，而是同一个疾病的临床诊断和病理诊断。患儿发病的时候有明显的浮肿，有低白蛋白血症，有高胆固醇血症，有大量蛋白尿，有肉眼血尿，所以临床诊断是符合肾炎型肾病综合征的。肾病综合征是一个症候群，只要符合"三高一低"的诊断标准，就可以诊断，但这个临床诊断的背后藏着很多很多不同病理类型的肾脏病，而这些肾脏病的治疗和预后也是完全不一样的。患儿的病理诊断就是

"IgA 肾病"。夫妻俩面面相觑,似乎懂了,似乎又不太懂。医生继续解释,患儿的病理还是比较严重的,及时的治疗很重要,建议尽快加用免疫抑制剂。患儿的爸爸妈妈立刻在知情同意书上签了字,等待医生调整治疗方案。

在住院一个半月,激素连续冲击了 3 天,又完成了肾穿刺活检之后,患儿的泼尼松量减到了 12 片/4 片隔日口服,并同时加用了他克莫司 4mg/d,口服,以及辅助南京总医院儿童肾病诊疗中心自制的儿肾 1 号(用于治疗血尿)与儿肾 2 号(用于治疗蛋白尿),一周后,患儿接受了他克莫司血药浓度的检查,正好在有效区间内。时间一天天过去,患儿的爸爸妈妈每天眼巴巴地等着壮壮的病情出现转机。

时间过得飞快,眼看着住院已经两个月了。患儿的尿蛋白开始慢慢减少了,从 4+ 变成 3+,又从 3+ 变成 2+。患儿的尿色越来越浅,从红茶色变成浅茶色,又终于变成了正常的淡黄色。最关键也最让患儿的爸爸妈妈开心的是,他的体重开始慢慢减少了,两个月下来一共减少了整整 10 斤,他的双眼皮大眼睛也终于又回来了。医生告诉他们,患儿可以出院回家了。

后面的日子里,患儿的妈妈每个月都会带着他来复查。眼看整整一年过去了,2017 年 4 月份,患儿再一次来到南京复查的时候,激素在他身上留下的痕迹已经完全消失了。尿常规提示血尿、蛋白尿已经完全消失,激素已经减量到了 1 片/隔日,他克莫司也减到了 1mg/d。患儿的妈妈很开心,她觉得自己高大、帅气、健康的儿子又回来了。医院的白玉兰又开满了一树，孩子的妈妈想起来刚才夏教授告诉她孩子可以重返校园了，脸上忍不住露出了久违的笑容。

病例三：妈妈，我怎么尿出可乐来了？

下面这个故事的主人公也是个大男孩，今年10周岁。虽然才10岁，身高却已经有165cm了，体重也有75kg，人高马大，在同学里格外引人注目。患儿喜欢吃肉，喜欢喝可乐，喜欢和小伙伴一起踢足球，喜欢在田埂上撒丫子疯跑。患儿的爸爸妈妈很年轻，20岁不到就生下了他。和患儿一起生活的除了爸爸、妈妈、妹妹，还有最爱他的爷爷和奶奶，他们也是20岁不到就生下了患儿的爸爸，今年才刚刚40岁。这年轻、健康又相亲相爱的一家六口一直是村子里最幸福的家庭，直到那一个清晨，患儿在厕所里喊了一声："妈妈，我怎么尿出可乐来了？"

你没猜错，患儿尿的不是可乐，是肉眼血尿。只有当尿液里的红细胞非常多的时候，才会出现可乐色的尿。患儿的妈妈在看见马桶的时候愣住了。她从来没见过这样的尿，这时候想起来老人说过，小孩子上火的时候尿色会深，就给孩子吃了点降火的药，很快便忘记了这件事。

过了两个星期，有一天患儿在上厕所，爷爷也正好进来，发现了问题。爷爷意识到孩子这是病了，立刻带他来到了镇上的医院，医生立刻给他查了尿常规：蛋白3+，隐血4+，红细胞满视野。医生告诉爷爷,孩子可能是急性肾炎,给孩子开了3天的青霉素。孩子的尿液的颜色似乎淡了一些,但还是深红色,孩子的爸爸通过当地医生及互联网知道了南京军区南京总医院儿科。第二天,他们就踏上了南下的火车。

夏教授给患儿做了全面的检查,其中的血D-二聚体3.44mg/L,纤维蛋白原4.22g/L,纤维蛋白(原)降解产物14.30μg/ml,血白蛋白28.5g/L,总胆固醇4.64mmol/L,24h尿蛋白定量4.63g/24h。在发现肉眼血尿的半个月后,孩子住院了。办理住院手续的时候,孩子的爷爷注意到,夏教授在诊断那一栏写的是"IgA肾病?"

以下是患儿入院以后医生整理的病史:患儿于2016年5月20日,流涕、咽痛后3天出现尿色呈红茶色,未予重视,症状未见缓解,2016年6月4日至当地医院就诊,查尿常规:蛋白3+,隐血4+,红细胞满视野,予青霉素静脉滴注3天,尿色略变浅,现为求进一步诊治而入院。患儿发病以来精神可,进食可,无发热,近2天偶有咳嗽,干咳无痰,无头晕、头痛,无恶心、呕吐,无腹痛、腹泻,无尿频、尿急、尿痛,尿色呈红茶色,尿量正常,排便正常。入院查体:咽部无充血,扁桃体Ⅱ°肿大,未见疱疹及脓性分泌物,心率90次/分,心律齐,未闻及杂音,肺部听诊呼吸音略粗糙,未闻及明显的干、湿啰音,颜面部及双下肢未见浮肿。

患儿入院后,医生立即给他加用了甲泼尼龙48mg/d,静脉滴注，考虑到患儿的血尿很重，很快预约了肾穿刺活检。几天后，肾活检结果出来了，以下为具体描述。

光镜：皮质肾组织 2 条。14 个肾小球中 3 个节段硬化，6 个纤维细胞性新月体。余肾小球系膜区轻度增宽，系膜细胞及基质增多，毛细血管袢开放好，节段外周袢于囊壁节段增厚。PASM-Masson：肾小球系膜区见嗜复红物沉积。肾小管间质中度急性病变伴慢性化改变，多灶性肾小管上皮细胞扁平、刷状缘脱落，管腔内见红细胞管型，间质灶性增宽、纤维化 +，少量单个核细胞浸润。动脉未见明确病变。小结：IgA 肾病，肾小球系膜增生性病变伴节段硬化（21.4%）、新月体（42.9%）。免疫荧光：肾小球1 个，冰冻切片荧光染色 IgA++，C3++，弥漫分布，呈颗粒状沉积于系膜区。IgG、IgM、C1q 阴性。IV 型胶原：α3、α5 链均正常。

患儿的爷爷奶奶、爸爸妈妈都被医生请到了办公室交代病情。他的病理结果和病例二里的孩子一样，符合 IgA 肾病的病理诊断，但却要严重很多。21.4% 的节段硬化，42.9% 的新月体形成，这意味着患儿绝大多数的肾小球都在走向硬化的道路上。医生向已经懵了的家长们解释了病情，患儿的妈妈忍不住泪流满面，一直在自责自己的无知和忽视耽误了及时的诊治。医生安慰道："你们也不要太着急，我们计划给患儿用甲泼尼龙冲击治疗，可以使部分的新月体形成得到逆转，小朋友的病还是有希望的。"

排除了感染之后，患儿在入院的第八天开始接受甲泼尼龙冲击（激素序贯治疗）与酶酚酸酯治疗，以及辅助南京总医院儿童肾病诊疗中心自制的儿肾 1 号与儿肾 2 号，1 周后又接受了同等剂量、同样方法的第二次甲泼尼龙冲击，两次冲击完成之后，患儿的尿色慢慢从酱油色变成了红茶色，而这个时候，患儿复查的尿蛋白已经减少到了 2+，尿色也基本恢复了正常。患儿出院了。

患儿的妈妈为了照顾他而辞了职，每天都用医生教她的醋酸加热法自己在家用试管、酒精灯和醋酸给患儿查尿蛋白，每个月的月初也会带着他乘坐火车到南京复查。到现在为止，患儿患病已经十个月了。最近，患儿的妈妈又如期带着他来到了夏教授的四诊室。患儿的激素和他克莫司剂量减得很顺利，最近个子在噌噌往上蹿，甚至已经超过了妈妈。复查的尿常规结果显示：隐血 +/–，蛋白 +/–，红细胞计数 29 个 /μl。等下学期一开学，患儿就可以重返校园，和同学们一起遨游在知识的海洋中了。

病例四：免疫抑制剂——儿科医生手中的双刃剑

患儿今年 11 岁，患病也快有一年了。不同于其他小朋友，患儿属于老来得子，从小就体弱多病，个子一直是班级里最矮的，脸色也一直有些苍白，所以格外让父母心疼。

有一天患儿又感冒了，他的父母习惯性地给他吃了头孢菌素，感冒慢慢好了。几天后的一个早晨，患儿起床后发现眼睛有些异样，妈妈一看，不得了，双眼皮大眼睛变成单眼皮了。妈妈说，这是前一天晚上水喝多了，眼睛才会肿，让他安心去上学。放学回来的时候，患儿的眼睛还是单眼皮，而且小腿还粗了一大圈，一按一个坑，患儿的爸爸带着他赶到了儿科急诊。急诊医生检查了他的眼睛和小腿，开了血和尿的检查。结果出来后，医生立刻联系了病房，患儿住院了。

住院部的主任医生第二天来看了患儿的病历，很重视，特意组织了病例讨论，给的诊断是"肾炎型肾病综合征"，患儿开始接受口服激素治疗，每天还有大瓶大瓶的利尿剂、低分子右旋糖酐、白蛋白、抗生素需要输进体内，可尿却越来越少，浮肿也越来越重。考虑到患儿和单纯型肾病综合征的不同，主任建议他转到南京军区南京总医院治疗。

患儿很快办理了出院手续赶到南京，顺利住进了病房。床位医生为他整理了病史：

患儿于 2016 年 6 月 18 日"感冒"后，发现颜面部及双下肢浮肿，就诊于外院，查尿常规：蛋白 4＋，隐血 4+；血生化：胆固醇 7.8mmol/L，白蛋白 11.1g/L。给予右旋糖酐、呋塞米、白蛋白静脉滴注 3 天，泼尼松 12 片 / 日，口服 2 天及抗感染治疗，浮肿逐渐加重，现为求进一步诊治转至我院。患儿近 1 周无发热，无流涕，无咳嗽、咳痰，无头晕、头痛，无恶心、呕吐，无腹痛、腹泻，精神可，食欲可，尿量可，尿色淡红、有少许泡沫，排便正常。入院查体：精神可，咽部稍充血，扁桃体未见肿大，肺部听诊未闻及干、湿啰音，双侧眼睑及双下肢浮肿，双侧胫前指压征(+)，右腿散在皮肤破溃，腹平软，移动性浊音阴性。

入院检查结果：①凝血功能：抗凝血酶Ⅲ 71.1%、D- 二聚体 2.65mg/L，血沉 38mm/h；②血生化：降钙素原 0.103μg/L，总胆固醇 7.99mmol/L，钙 1.85mmol/L，白蛋白 13.2g/L；③伝液免疫：免疫球蛋白 G（IgG）2.930g/L，补体 C3 0.856g/L，免疫球蛋白 A（IgA）4.130g/L，自身抗体未见异常；④尿常规：白细胞计数 50.8/μl，红细胞计数 6300.4/μl，蛋白阳性（4+），正常红组胞计数 4788.3/μl，红细胞阳性（3+），尿 C3、a2-m、NAG 酶、RB 蛋白未见异常。

患儿很快接受了肾穿刺活检：光镜下可见皮质肾组织 3 条，11 个肾小球，系膜区中度增宽，节段中度增宽，系膜细胞增生，基质增多，毛细血管袢开放好，节段袢内皮细胞增生，PASM-Masson：肾小球系膜区见嗜复红物沉积。肾小管间质轻度急性病变，小灶性肾小管细胞刷状缘脱落，灶性肾小管上皮细胞细颗粒变形及空泡变性，管腔内见红细胞管型及蛋白管型，间质小灶性纤维化，少量单个核细胞浸润。动脉未见明确病变。小结：① IgA 肾病：肾小球系膜增生性病变，肾小管间质轻度急性病变。②肾组织免疫荧光：肾小球：肾小球 5 个，冰冻切片荧光染色 IgA++、C3++，弥漫或节段分布，呈颗粒状沉积于系膜区，少量沉积于血管袢。IgG、IgM、C1q 阴性。肾小管：小管基膜未见免疫复合物。补体沉积。血管壁：球门区血管、管间毛细血管。间质毛细血管未见免疫复合物、补体沉积。管型：阴性。肾组织冰冻切片Ⅳ型胶原：α3、α5 链正常。

患儿住院的第一个月一直在口服泼尼松 12 片 / 日，直到满

28天后，接受了甲泼尼龙500mg/d连续冲击3天。冲击结束后的第3天，患儿开始出现咳嗽，咳黄痰，痰中有血丝，查肺CT提示双肺炎症，医生加用了头孢曲松、阿奇霉素抗感染。又过了7天，医生给患儿加用了他克莫司2mg/d，口服。口服他克莫司满7天的时候，一大早护士就来为患儿抽了血，查他克莫司的血药浓度。当天的上午9时，患儿突然出现了抽搐，持续了5分钟左右，医生紧急给患儿推注了安定。抽搐缓解后，患儿陷入了昏迷，呼之不应。这个时候，他克莫司血药浓度下来了，体重30公斤的患儿，虽然仅仅口服了2mg/d的他克莫司，血药浓度却在一周内飙升至超过了机器所能检测的上限。医生立即停用了他克莫司，紧急查肺CT，提示双肺炎症，告病危，加用亚胺培南、头孢哌酮、阿奇霉素、干扰素抗感染，丙种球蛋白支持治疗，白蛋白增加胶体渗透压，甘露醇脱水。急查头CT，未见异常；头MRI检查：双侧颞叶海马异常信号，考虑为肾性脑病所致改变。

第二天，患儿才逐渐醒来，却连最亲爱的爸爸妈妈都不认识了，也不记得自己是谁，上了几年级等。患儿开始对着每一个来到他面前的人叫"妈妈"，用"我要吃饭"来回答别人问的每一个问题。医生把激素改为甲泼尼龙20mg/d，静脉滴注，安排患儿每天上午到高压氧舱接受高压氧治疗，并改用吗替麦考酚酯0.5g/d，口服。患儿的尿色逐渐由酱油色变成了红茶色，尿蛋白逐渐由4+减少到+/−，水肿渐渐地消退了，双眼皮大眼睛的患儿终于在一天清晨认出了自己的爸爸妈妈，也想起来自己在小学四年级的好朋友们。

之后，医生给他补充了检查：①甲状腺功能：游离三碘甲腺原氨酸（FT_3）3.63pmol/L，甲状旁腺激素（PTH）0.6pmol/L，三碘甲腺原氨酸（T_3）0.60nmol/L；②血生化：白蛋白29.8g/L，总蛋白52.8g/L，肌酸激酶11U/L，肌酐45μmol/L，葡萄糖3.7mmol/L；③体液免疫：免疫球蛋白G（IgG）6.270g/L；凝血功能：D-二聚体1.12mg/L，纤维蛋白原1.96g/L；④尿蛋白定量：0.57g/24h；⑤尿常规：红细胞计数340.3/μl，蛋白弱阳性（±），红细胞阳性（2+）。复查胸部CT已完全恢复了正常。

考虑到患儿有了继发性甲状腺功能减退，医生给患儿增加了左甲状腺素片50μg/d，口服。患儿逐渐恢复了活力，出院了。半年后，患儿重返了校园。还是那个活泼可爱的大男孩，还是那个成绩名列前茅的聪明学生。

病例五：大腿上的"妊娠纹"

这是个亭亭玉立的14岁少女，高挑的个子，雪白的皮肤，会说话的大眼睛，走到哪里都是人群里的焦点。去年冬天快到元旦的时候，患儿被同桌传染了感冒，有点咳嗽、咳痰，家人也没当回事，只是给她喝了些止咳糖浆。三天后，患儿开始排肉眼血尿，淡红色的尿，和洗肉水看上去很像。家人带她到附近的医院查了血，没有太大异常，又查了尿，发现尿蛋白2+，尿隐血3+，医生说这是感冒引起的，给她开了抗生素输液。6天后，患儿的尿色还是没有太大的变化，父母有些着急，医生推荐她转院到南京军区南京总医院儿科进一步治疗。

以下是整理的病历：患儿以"发现血尿、蛋白尿10天"为主诉入院。患儿于2016年12月20日出现阵发性咳嗽，未予处理，12月23日出现肉眼血尿，伴尿痛，呈洗肉水样，无尿频、尿急，无关节痛、腹痛，未出现皮疹，遂就诊当地医院，查尿常规：蛋白2+、隐血3+，查血生化及体液免疫无异常，予阿洛西林钠抗感染治疗6天，病情未见好转，至我院门诊就诊，查尿常规示蛋白+，红细胞3+，计数1774.3/μl，为求进一步诊治，门诊以"血尿与蛋白尿待查"收入我科。患儿近期无发热、阵发性咳嗽，无呕吐，无腹泻，小便量正常，尿色红，饮食睡眠正常。入院查体：咽部无充血，扁桃体未见肿大，肺部听诊未闻及干、湿啰音，腹平软，肝、脾肋下未触及，移动性浊音阴性，无压痛、反跳痛及肌紧张，颜面部及双下肢未见浮肿。

患儿入院后做了以下检查。凝血功能：纤维蛋白原4.57g/L，D-二聚体0.57mg/L；血常规：白细胞计数$6.3×10^9$/L，红细胞计数$4.13×10^{12}$/L，血小板计数$509×10^9$/L，中性粒细胞百分数61.10%，单核细胞百分数7.70%，淋巴细胞百分数27.30%，血红蛋白119g/L，C反应蛋白1.4mg/L；血生化：尿素6.6mmol/L，降钙素原0.048μg/L、总胆固醇4.65mmol/L，白蛋白35.6g/L；尿常规：红细胞计数737.0/μl，蛋白阳性（+），红细胞阳性（3+），红细胞多形型。

医生给患儿的诊断是"血尿和蛋白尿待查：IgA 肾病？"为了去掉这个问号，进一步明确她的病理诊断，患儿接受了经皮肾穿刺活检术。肾活检病理很快就出来了。光镜：16 个肾小球中 1 个球性废弃，1 个节段硬化，4 个纤维性新月体。余肾小球系膜区轻-中度增宽，系膜细胞增生伴基质增多，毛细血管袢开放好，节段袢内皮细胞增生伴中性粒细胞聚集，致袢腔狭窄，囊壁节段增厚分层。PASM-Masson：肾小球系膜区少量嗜复红物沉积。肾小管间质急性病变轻度，多处小灶性肾小管上皮细胞刷状缘脱落，少量红细胞管型，间质少量单个核细胞、浆细胞浸润，小灶性纤维化。动脉未见明确病变。小结：主要诊断：IgA 肾病。肾脏病变的类型及特点：肾小球轻-中度系膜增生性病变，球性废弃（1/16）、节段硬化（1/16）和新月体形成（4/16），肾小管间质轻度急性病变（15%）。免疫荧光：肾小球 6 个，冰冻切片荧光染色 IgA++、IgM+、C3++，弥漫分布，呈颗粒状，沉积于系膜区。IgG、C1q 阴性。Ⅳ型胶原：α3、α5 链正常。

患儿的病理很严重，球性废弃、节段硬化、新月体形成，夏正坤教授查房的时候根据病理及病情，向家长详细做了解释，制定了新的治疗方案。

病理结果出来的第二天，患儿接受了甲泼尼龙 500mg/d，连续冲击 3 天，冲击结束后开始泼尼松 12 片/日，口服。两周后，患儿的尿蛋白完全转阴了，她终于可以出院了。出院的时候，医生给患儿写了一张激素减量的方案：服满 4 周，减至 12 片/隔日口服，再满 4 周，减至 11 片 / 隔日口服，后面每 2 周减 1 片，6 片以下则每 4 周减 1 片。

40 天后，患儿在父母的陪伴下回到南京军区南京总医院复查。尿蛋白是阴性的，血尿也基本消失，但患儿有了新的烦恼。她的额头上开始出现密密麻麻的毛囊炎；两侧脸颊上的肉越来越多，还红彤彤的；眉毛变得很浓密，甚至两条眉毛几乎连在了一起；原本光滑的脸、胳膊、腿开始长出来黑黑的汗毛；后背、肚子出现了厚厚的脂肪层；最可怕的是，她的小肚子、大腿和腋窝处出现了大大小小的花纹，看上去和妊娠纹很像。爱美的小姑娘很沮丧，甚至有些抑郁，她把身上的花纹给夏教授看，问道："为什么我的大腿上会出现妊娠纹？"

夏教授知道这个青春期的孩子为什么这么难过。他安慰患儿，告诉她，这是正常的激素不良反应，随着激素逐渐减量，她身上的那些变化会慢慢消失。但是，那些大大小小类似妊娠纹的花纹，是应用激素以后真皮断裂导致的，随着时间的流逝，颜色会慢慢从紫色变成接近肤色，但却永远不能彻底消失。因为激素已经在减量过程中，这些症状应该不会继续加重了。患儿听完开心了一点，但一想到大腿上的"妊娠纹"将终生伴随着她，让她再也不敢穿短裙，还是有些失落。

很快又过了半年，患儿再一次来到了南京。时间慢慢擦掉了激素留在这个花季少女身上的痕迹，额头上的毛囊炎全好了，眉毛恢复了原先的形状，全身黑黑的汗毛消失了，后背、肚子上的赘肉基本缩了回去,最关键的是,大腿、肚子、腋窝上的"妊娠纹"从紫色变成了淡淡的银色,不仔细看几乎看不出来,完全没有影响爱美的姑娘穿她心爱的连衣裙。

患儿还在继续遵医嘱服用减量过程中的激素。她的尿常规完全恢复了正常,也即将重返校园。她期待着自己重新成为那个漂亮又多才多艺的焦点少女。

病例六:光头少女

她今年 7 岁,是个容易害羞的小姑娘。爸爸妈妈常年在外打工挣钱养家,她就和弟弟一起生活在山里的奶奶家。生活一直很平静,直到有一天,患儿突然出现发热和腹痛,随后排出了鲜红色的血尿。奶奶慌了,连夜带着患儿赶到了她爸爸妈妈打工的城市,并住进了一家公立的大医院。

入院后,医生给患儿做了基本的检查,发现她有明显的血尿、蛋白尿,血压正常,抗链球菌溶血素"O"明显升高,补体正常。因为病史较短,医生反复讨论后决定暂不做肾穿刺,拟诊断"急性肾小球肾炎",给予青霉素类药物静脉滴注 1 周后,患儿的父母见还没有明显的好转,要求出院。

在患儿第一次住院期间,她的爸爸妈妈通过互联网查询"肾炎"的治疗,发现网上有很多广告,其中有两个广告吸引了他们的注意:一个是某肾病专科医院,一个是自称为"×××肾病研究所"的机构。他们先去了所谓的承诺能"根治肾炎"的医院做了检查，发现患儿莫名其妙地出现了肾衰竭（后经过前后检查结果的对比，我们基本可确定这是张虚假的化验单），给患儿开了某饮片（具体不详）和雷公藤多甙（说明书明确说明为儿童禁用）。

一周后，患儿的奶奶把这些药都停了，带着患儿跋山涉水地找到了"×××肾病研究所"，见到了×××本人。×××自称有祖传的秘方，一见面就开了两大包药粉，一包黑乎乎的，一包淡黄色的，分别分装在30个小纸包里，还有一瓶撕掉了标签的白色药片，同时递给他们一张粗糙的宣传单。以下是完全没有经过更改的宣传单的内容（错别字也没有做修改）：

×××肾病研究所治疗方法

1. 吃药时20天，早晨查一下白细胞，如400以下要吃地玉生白片，吃多少要打我的手机，如在500、600以上就不要吃了（玉生白片），千万白细胞不能少；

2. 检查蛋白多少，白丸药或加或去，打我的手机；

3. 不包治，治疗时间有多、又少；

4. 吃药时间，如果胃不好，就停几天，把胃养好后再吃；

5. 男女病人不能吃生的、凉的、冰东西、不能喝酒，男同志不能过性生活；

6. 女同志只要不怀孕，性生活可以；

7. 怀疑我治不好的，你就不要治；

8. 肌干高不治；

> 9. 普通盐买 4 斤，兑 8 斤水，熬成后还剩一碗水，再兑 4 碗水，再熬，熬到锅里还有一碗水时就好了，不再熬了；
>
> 10. 黄药、黑药都分 30 包，早上黑药 1 包，中午黄药 1 包，下午丸药 3 颗；
>
> 11. 5 天吃一次黑鱼——黑鱼的别名有的地方叫乌鱼，有的地方叫火头鱼（身上有鳞）；
>
> 这是我研究治肾炎的方式。
>
> 电话：139×××××××× 联系人：×××

有人可能会觉得在说笑话，这么拙劣的把戏也会有人信？能气晕小学语文老师的这个×××宣传单，却真让患儿的家人信以为真。患儿开始口服"×××牌特效药"，期间出现了面色苍白、剧烈腹痛、频繁呕吐，在第 9 天，她开始成把成把掉头发。奶奶帮她梳头，越梳头发掉得越厉害，眼看着头皮已经成片地露了出来。奶奶呆呆地看着手里的头发，越想越怕，两只手开始颤抖。天还没亮，全家人就决定，去南京。

到了南京军区南京总医院，患儿苍白的面容和稀疏的头发吓了医生一跳，立刻安排了住院。以下是她的现病史。

患儿于 2017 年 3 月初因腹痛、呕吐后出现肉眼血尿，呈洗肉水样，就诊于×××医院，查尿常规：蛋白 3+，潜血 4+；血生化：白蛋白 33.9g/L，体液免疫：ASO 2190IU/ml；泌尿系彩超：左肾 10cm×4.6cm，右肾 9.8cm×4.2cm，诊断为"急性肾小球肾炎"，给予氟氯西林静脉滴注1周，出院后，2017年4月12日就诊于×××肾病研究所，给予雷公藤饮片（具体不详）口服7天，自行出院后口服偏方（疑似含有环磷酰胺、甲氨蝶呤成分，具体不详）9天，患儿出现剧烈腹痛和频繁呕吐，面色苍白，昨日出现脱发，现为求进一步诊治入院，患儿近来精神萎靡，乏力，食欲缺乏，睡眠不实，无发热，无流涕，无咳嗽、咳痰，无头晕、头痛，间断有恶心、呕吐，脐周痛，尿量可，尿色深，呈洗肉水样，排便正常。

患儿很快完善了必需的检查，检查结果如下：尿常规：红细胞计数916.0/μl，蛋白2+，潜血3+。血常规：血红蛋白57g/L，红细胞计数2.04×10^{12}/L，网织红细胞百分数2.56%，白细胞计数1.7×10^9/L。体液免疫、自身抗体、肝功能、肾功能、心肌酶谱、肌红蛋白均无明显异常。

严重的贫血和粒细胞减少让医生倒吸一口冷气，立刻下了病重通知，并给患儿做了骨髓穿刺，输了血。骨髓的病理很快回来了，不幸中的万幸，排除了原发性的血液系统疾病。可怕的骨髓抑制和越来越严重的脱发更加印证了医生对于"×××牌特效药"含有大量环磷酰胺及甲氨蝶呤成分的猜测。环磷酰胺的原药是白色药片，甲氨蝶呤的原药是黄色药片，碾碎后混合在一起就成了淡黄色的粉末（因为费用等各种因素未能做药物成分分析）。这两种剧毒的药物都是用于治疗恶性肿瘤的化疗药，虽然临床上也会用于肾脏病的治疗，但剂量的把握非常关键，用药之前也要签署知情同意书。至于不良反应，除了患儿已经表现出来的脱发和骨髓抑制之外，很可能会造成她将来的性腺发育异常，甚至导致终身不孕。而那瓶撕掉了标签的白色药片，应该是激素。

医生很严肃地向患儿的爸爸妈妈和奶奶交代了病情，眼前这个看起来除了有些苍白和虚弱之外，似乎还活蹦乱跳的女孩子，随时可能因为严重的贫血而出现心衰，或者因为粒细胞减少而出现致命的重症感染。患儿的奶奶看着医生递过来的病重通知书，眼泪扑簌簌地落了下来，哭着说："都怪我，非要带她吃什么偏方，害了孩子。"

贫血基本纠正了之后，患儿终于躺在了肾穿刺活检的手术台上。而这个时候的孩子，所有的头发都掉光了，每天顶着亮晶晶的脑袋，看见医生会羞涩地笑。几天后，结果出来了。

光镜：皮髓质肾组织 2 条。6 个肾小球，系膜区轻度增宽，偶见中度增宽，系膜细胞和系膜基质略增多，毛细血管袢开放好，囊壁节段增厚。PASM-Masson：肾小球系膜区偶见嗜复红物沉积。肾小管间质轻度急性病变，数处灶性肾小管上皮细胞扁平、刷状缘脱落，管腔内可见红细胞管型，间质散在单个核细胞浸润。动脉未见明确病变。小结：主要诊断：IgA 肾病。肾脏病变类型及特点：肾小球系膜增生性病变，肾小管间质轻度急性病变（20%）。分级：牛津分型 M0E0S0T0。免疫荧光：肾小球 9 个，冰冻切片荧光染色 IgA++、C3++，弥漫分布，呈颗粒状沉积于系膜区。IgG、IgM、C1q 阴性。Ⅳ型胶原：α3、α5 链正常。

医生给患儿加了足量的糖皮质激素和咪唑立宾等口服药，而咪唑立宾是新研发的免疫抑制剂，目前广泛应用在肾移植抗排异的患者身上。多年的治疗经验让夏教授意识到咪唑立宾可能在 IgA 肾病轻症患儿身上能产生作用，而事实上，数十个已经顺利停药的患儿已经证明了咪唑立宾治疗 IgA 肾病的可行性。3 周后，患儿的尿色比入院时明显变浅了，尿蛋白也减少到了 +/−。出院的时候，患儿的头皮上已经长出了毛茸茸的新头发。奶奶给她买了一顶漂亮的鸭舌帽，患儿戴着帽子，拉着爸爸妈妈的手，蹦蹦跳跳地走出了病房。

总结：IgA 肾病表现各不相同，有的以大量蛋白尿、浮肿起病，有的以血尿起病，确诊必须有病理诊断作为依据。尽快明确诊断，及时、恰当的治疗是改善预后的关键。根据临床症状和不同的病理改变，每一个患儿的治疗方案都有个性化的部分。对于儿科的临床医生来说，激素和免疫抑制剂都是双刃剑，使用得当可以使疾病得到有效控制，但其不良反应也不容忽视。最后，治疗一定要到正规的医院，避免受到社会上形形色色骗子的蛊惑，以免耽误疾病的诊治，甚至对孩子造成不可逆的损伤。

（杨　晓　整理）

附：中华医学会儿科学分会肾脏病学组原发性 IgA 肾病诊断治疗指南

IgA 肾病（IgA nephropathy，IgAN）是一组免疫病理特征以肾小球系膜区 IgA 沉积为主的临床综合征，是最常见的一种肾小球肾炎。原发性 IgA 肾病多见于年长儿和青年，男女比例约为 2 : 1，起病前多有上呼吸道感染等诱因。临床表现类型多样，以发作性肉眼血尿和持续性镜下血尿最为常见，可以伴有不同程度的蛋白尿；部分患儿表现为肾病综合征、急性肾炎综合征，甚至急进性肾炎综合征，可合并高血压及肾功能减退。本症临床呈现慢性进展，25%～30% 的患者在 20～25 年之后可出现终末期肾脏病（ESRD），需要肾替代治疗，因此是导致 ESRD 的主要疾病之一。

本指南主要适用于具有一定儿童肾脏病专业基础以及接受过儿童肾脏专业培训或研修的临床儿科医师，尤其是为儿肾科专科医师提供临床参考。

(1) 证据来源

本指南检索了截至 2008 年 1 月，www.guideline.gov、www.nice.org.uk、www.mdm.ca/cpgsnew/cpgs/index.asp、www.Show.Scot.Nhs.uk、www.nzgg.org.nz、ww.eguidelines.co.uk、Cochrane Library 等网站，以及 The Cochrane Renal GroupTrials Register、Kidney Disease Outcomes Quality Initiative、UKRenal Association、Canadian Society of Nephrology、European Best PracticeGuidelines，International Guidelines、Medline、Pubmed 和中国生物医学文献数据库（CBM）、中国期刊全文数据库刊登的相关文献。检索关键词为"IgA nephropathy""Guideline""Diagnostics""Renal pathology""Therapeutic""Randomized clinical trials""Childhood"。检索到 IgA 肾病治疗相关指南共 10 篇（针对儿童 IgA 肾病 3 篇），随机对照临床试验（RCT）12 篇（来自儿童患者 5 篇），Meta 分析 7 篇（均为成人资料），综述 17 篇（仅检索 2000 年以后发表的），其他相关文献报道 15 篇（来自儿童患者 3 篇）。

(2) 证据水平及推荐等级

依据中华医学会儿科学分会肾脏病学组的建议，参照欧洲心血管病学会提出的证据和推荐，建议进行证据水平的分级和推荐分级，其中证据级别分为 A、B、C 3 个级别，推荐的意见分为 I、Ⅱa、Ⅱb 和Ⅲ共 4 个等级（表 1）。在本指南中以"证据水平 /

推荐等级"表示。

表 1 证据水平及推荐等级

证据水平	研究设计状况
A	证据来源于多个随机临床试验（RCTs）或荟萃分析
B	证据来源于单个的随机临床试验或大样本非随机临床研究
C	证据来源于专家共识和（或）小样本研究、回顾性研究以及注册登记的资料
推荐等级	
Ⅰ级	证据和（或）共识对于诊断程序或治疗是有确定疗效的、可实施的和安全的
Ⅱa	对治疗的有效性具有分歧，但主要是有效的证据
Ⅱb	对治疗的有效性具有分歧，但主要是疗效欠佳的证据
Ⅲ级	对治疗是无效的甚至是有害的证据

（3）儿童原发性 IgA 肾病的诊断与分型

诊断标准：IgA 肾病是免疫病理诊断名称，其免疫荧光特征为在肾小球系膜区和（或）毛细血管襻有以 IgA 为主的免疫球蛋白沉积，并排除过敏性紫癜、系统性红斑狼疮、慢性肝病等疾病所致 IgA 在肾组织沉积者。

临床分型：国际上没有明确的临床分型建议。鉴于本症临床表现的多样性，为便于在临床实践中结合临床特点进行治疗和随访，参照中华医学会儿科学分会肾脏病学组 2000 年修订的《小儿原发性肾小球疾病临床分类标准》和《2007 年全国小儿原发性 IgA 肾病调查报告》，本指南建议将我国儿童原发性 IgA 肾病临床表现分为以下 7 种类型：①孤立性血尿型（包括复发性肉眼血尿型和孤立性镜下血尿型）；②孤立性蛋白尿型（24h 尿蛋白定量 ＜ 50 mg/kg）；③血尿和蛋白尿型（24h 尿蛋白定量 ＜ 50 mg/kg）；④急性肾炎型；⑤肾病综合征型；⑥急进性肾炎型；⑦慢性肾炎型。

病理分型：目前国际上有多种版本的 IgA 肾病病理分级的标准：1982 年 Lee 等倡导的五型分级，1997 年 Haas 提出病理学分级以及 1997 年 WHO 公布的病理分级标准，其中以 1982 年 Lee 分级系统最为普及。1982 年 Lee 分级标准具有着重肾小球急性损伤程度、有利于选择治疗方法的特点，因此本指南推荐其为现阶段我国儿童原发性 IgA 肾病病理分级参照标准。

Ⅰ级：绝大多数肾小球正常，偶见轻度系膜增宽（节段）伴 / 不伴细胞增殖；

Ⅱ级：半数以下的肾小球局灶节段性系膜增殖或硬化，罕见小的新月体；

Ⅲ级：轻 - 中度弥漫性系膜细胞增殖和系膜基质增宽，偶见小新月体和球囊粘连；

Ⅳ级：重度弥漫性系膜细胞增殖和基质硬化，部分或全部肾小球硬化，可见新月体（＜ 45%）；

Ⅴ级：病变性质类似Ⅳ级，但更严重，＞ 45% 的肾小球伴新月体形成。

附：中华医学会儿科学分会肾脏病学组原发性 IgA 肾病诊断治疗指南

(4) 儿童原发性 IgA 肾病的治疗

目前，原发性 IgA 肾病发病机理尚未完全清楚，尚无特异性治疗。由于本症临床表现呈现多样性、反复性、慢性进展性以及临床病理的不平行性等特点，迄今为止，理想的针对临床和肾脏病理特点完成的临床试验不多，高质量、多中心、随机对照的临床试验也略显不足。目前，本症多使用针对临床主要表现以及肾脏病变轻重，采用多药联合（即"鸡尾酒式治疗"）、低毒性、长疗程（一般 1～2 年以上）的治疗原则。主要药物包括：肾上腺糖皮质激素和多种免疫抑制剂、血管紧张素转化酶抑制剂（ACEI）和血管紧张素受体拮抗剂（ARB）、鱼油以及抗凝药物等，旨在抑制异常的免疫反应，清除免疫复合物，修复肾脏损伤，延缓慢性进展以及对症处理（降压、利尿）。此外，也有针对原发性 IgA 肾病而出现的特殊病理改变的治疗以及扁桃体摘除、静脉注射免疫球蛋白（intravenous immunoglobulin，IVIg）、血浆置换等的报道，但皆因目前已有的试验证据有限或水平较低，故不在本指南中详述。

①以血尿为主要表现的原发性 IgA 肾病的治疗

持续性镜下血尿：目前多数观点认为孤立性镜下血尿、肾脏病理 I 级或 II 级者无须特殊治疗，但需定期随访，如随访中出现病情变化（如合并蛋白尿、持续性肉眼血尿、高血压等）应重新评价。针对此症，国内临床见有中（成）药的实际应用，但有效性尚缺乏循证证据支持。

肉眼血尿：对与扁桃体感染密切相关的反复发作性肉眼血尿，可酌情行扁桃体摘除术 [C/Ⅱa]，但是否确能减少肉眼血尿的发生还有待多中心、大样本的前瞻性研究证实。对临床持续 2~4 周以上的肉眼血尿者，专家建议可试用甲泼尼龙（MP）冲击治疗 1~2 疗程 [C/Ⅱa]。

②合并蛋白尿时原发性 IgA 肾病的治疗

轻度蛋白尿：指 24h 蛋白尿定量＜ 25mg/kg，以及肾脏病理Ⅰ级、Ⅱ级是否需要药物治疗并未达成一致的看法。可以考虑应用 ACEI，如赖诺普利 0.4 mg/（kg·d），每日 1 次，最大剂量＜ 20mg/d 治疗 [B/Ⅱa]。抗氧化剂 VitE 有降尿蛋白的作用，尚缺少来自多中心的大样本临床试验的证实 [B/Ⅱa]。

中度蛋白尿：指 24h 尿蛋白定量 25~50mg/（kg·d），或肾脏病理仅显示中度以下系膜增生，建议应用 ACEI 类药物降低尿蛋白 [A/I]，也可以联合应用 ACEI 和 ARB 以增加降低蛋白尿的疗效 [B/I]。注意当内生肌酐清除率＜ 30ml/（min·1.73m^2）时慎用。

对于应用鱼油控制 IgA 肾病中度蛋白尿、延缓疾病进展的临床研究结果不一，但新近来自多中心、随机、对照临床试验的结果，每日 ω-3 脂肪酸组和隔日泼尼松治疗组并没有显示出优于安慰剂组的疗效 [B/Ⅱb]，因此专家并不推荐在临床治疗中为了控制蛋白尿、延缓肾脏病进展而单独应用 ω-3 脂肪酸。

肾病综合征型或伴肾病水平蛋白尿：指 24h 尿蛋白定量

＞50mg/kg 体重或肾脏病理显示中度以上系膜增生，在应用 ACEI 和（或）ARB 的基础上，采用长程激素联合免疫抑制剂治疗。关于免疫抑制剂的应用问题，首选环磷酰胺（CTX）[A/Ⅱa]；也可以采用多种药物联合治疗：硫唑嘌呤（AZA）或联合糖皮质激素、肝素、华法林、双嘧达莫，其疗效显著优于单独应用糖皮质激素的疗效 [A/Ⅱa]。激素为泼尼松，口服 1.5～2 mg/（kg·d）4 周后可改为隔日给药并逐渐减量，总疗程 1～2 年 [A/Ⅰ]。此外，关于吗替麦考酚酯（MMF）、来氟米特、雷公藤多甙等药物的应用尚缺少多中心大样本的随机对照临床试验的证据，需结合临床实际酌情应用 [B/Ⅱa]。

③伴新月体形成的原发性 IgA 肾病的治疗

这类 IgA 肾病并不少见，尤其是伴新月体形成者，佀目前尚无来自大宗的临床随机对照试验的研究结果。专家认为当新月体肾炎或肾病理中新月体形成累及肾小球数＞25% 时，可以考虑首选大剂量甲泼尼龙冲击治疗，15～30mg/（kg·d），连续 3 天，继之口服泼尼松（用法同上），并每月予以 0.5 g/m^2 环磷酰胺（cyclophosphamide，CTX）冲击，共 6 个月 [C/Ⅱa]；也可试用 CTX（冲击治疗或每日口服 1.5 mg/kg）联合小剂量泼尼松龙（0.8 mg/kg）治疗 [C/Ⅱa]。

此外，目前还关注到其他一些肾脏病理表现的治疗问题，如以弥漫性毛细血管内增生为主的 IgA 肾病等，但目前尚没有来自随机对照临床试验的结果，因此如何治疗此类 IgA 肾病还有待于进一步探索；未见有关针对慢性肾小球肾炎（病理改变类型）治疗的循证证据。

对于原发性 IgA 肾病诊断治疗的解读

经过一年多的努力，在中华医学会儿科学分会肾脏病学组 2000 年珠海会议制定的"小儿肾小球疾病的临床分类、诊断及治疗"的基础上，多位儿科肾病专家认真学习循证指南的理论和方法学，经过多次不同规模和形式的讨论，才谨慎地发表了《原发性 IgA 肾病诊断治疗指南》，旨在将以往国内外在 IgA 肾病（尤其儿童 IgA 肾病）诊断和治疗方面的证据整理归纳呈现给各位同道，希望成为我国儿科医生在临床实践中的一份参考，并为今后有目的地开展我国的相关研究奠定基础、找准目标。为进一步补充《原发性 IgA 肾病诊断治疗指南》的未尽细节或相关信息，特作此解读，以帮助理解指南。

①关于诊断

IgA 肾病这一肾脏病诊断名称实则为病理诊断，只有通过肾脏活体组织穿刺检查检测到肾组织标本在肾小球系膜区、有时也可在肾小球毛细血管襻出现以 IgA 沉积为主的免疫病理表现，并且除外了一些全身性疾病引起的继发的 IgA 在肾组织的沉积，才可以做出 IgA 肾病的诊断。由此可以看出，肾活检以及活检肾组织标本的免疫病理检测对 IgA 肾病的诊断至关重要。不少 IgA 肾病患儿的临床突出表现为发作性肉眼血尿，并常以扁桃体炎、感冒、劳累为诱因，从临床表现推测很可能是 IgA 肾病，但未经肾

附：中华医学会儿科学分会肾脏病学组原发性 IgA 肾病诊断治疗指南

活检免疫病理检测时只能做拟诊 IgA 肾病，确诊务必行肾活检。肾活检免疫病理强调以 IgA 沉积为主，大多数沉积部位为系膜区。但确有报道显示部分 IgA 肾病患儿合并有 IgG、IgM、C3 沉积，极少数有 C1q、CA 沉积，还有少数患儿甚至出现"满堂亮"，沉积部位也可能在毛细血管袢，此时要尤其注意除外继发性疾病，如系统性红斑狼疮、乙肝病毒相关性肾炎等。另外，有更多免疫球蛋白沉积以及沉积部位不仅在系膜区的 IgA 肾病的病理意义、治疗反应以及对预后的影响有待于进一步研究。

②关于临床分型

如前所述，IgA 肾病是免疫病理诊断，因此肾活检尤为重要和必要。这也许可以解释为什么国外极少有临床分型的报道。本次讨论制定的循证指南还是保留了临床分型，主要出于如下考虑：首先不排除曾有将临床分型与病理分型进行相关性分析的初衷，但多年来的临床实践发现 IgA 肾病临床表现与肾脏病理之间并不平行，至今尚缺少关于临床分型与肾脏病变间关系的严谨大宗的研究报告。肾脏病理可能均为轻、中度系膜增生，而临床表现既可能仅是发作性肉眼血尿和持续性镜下血尿，也可能除血尿以外还伴有蛋白尿，甚至表现为肾病综合征。此时临床分型可能有助于对症施治、确定治疗方案和进行随访观察。另外，在目前大部分关于 IgA 肾病有效性的随机对照临床试验中，对于研究对象的入选和排除标准主要还是基于临床表现，而不是肾脏病理，比如肾功能、尿蛋白、血压等。此外，这次指南更多地参考了 2000 年中华医学会儿科学分会肾脏病学组珠海会议制定的"小儿肾小球疾病临床分类、诊断及治疗"中关于肾小球疾病的临床分类，这种临床分类已经在我国临床实践中应用了多年，在 2007 年全国小儿原发性 IgA 肾病的调查研究中也采用了这种临床分型，可见 IgA 肾病的临床分型在我国已被较广泛采纳，因此保留这一分型符合我国国情和临床工作的实际情况。

③关于病理分型

目前多数 IgA 肾病的病理分型/分级方案主要评价的是肾小球病变，较少关注肾小管间质病变的程度，而近年来临床逐渐认识到肾小管间质病变将直接影响肾脏疾病的预后。因此，还应考虑将肾小管间质病变的评分也融入 IgA 肾病的病理分型。例如 Katafuchi 等的评分系统将肾皮质中肾小管萎缩的评分分为：0：无；(+)：低于 25%；(++)：25%～50%；(+++)：超过 50%。肾皮质中肾间质的评分分为：0：无；(+)：低于 25%；(++)：25%～50%；(+++)：超过 50%。小血管壁增厚的评分分为：0：无增厚；(+)：不超过小血管的 10%；(++)：小血管的 10%～25% 之间；(+++)：超过小血管的 25%。

正如循证指南中指出的，对于 IgA 肾病的病理分型有多个版本，我们在指南中推荐了应用的较为普遍的 1982 年的 Lee 倡导的 5 型分级系统。事实上，无论哪一种病理分型，至少需要具备两个要点：能预测临床预后，病理分型标准在应用中的可重复性；也就是说无论哪一位医生进行病理诊断分型，结果应该是一

附：中华医学会儿科学分会肾脏病学组原发性 IgA 肾病诊断治疗指南

致的，而这一点当前的各种分型系统或标准均显不足。鉴于这种现状，自 2004 年来自世界上 10 个国家的肾脏病学专家与肾脏病理学专家组成了一个工作组，经过对 265 例来自不同国家的 IgA 肾病至少随访 5 年的临床资料以及病理资料的科学严谨的回顾性分析研究，于 2009 年 7 月发表了新的 IgA 肾病牛津分类，指出肾脏病理表现中有 4 个可预测肾脏预后的独立变量，即系膜细胞增生、节段性肾小球硬化、内皮细胞增生以及肾小管萎缩／间质纤维化）得分。当然，这个令人兴奋的新分类也仍然存在局限性，尚需要更多临床试验验证，因此没有包括在目前的循证指南中。

④关于治疗

首先需要再次强调，目前关于 IgA 肾病的高质量的，即多中心、大样本、随机对照临床试验研究并不多，来自儿童病例的研究更少。因此，本指南关于儿童 IgA 肾病的治疗略显薄弱，也有不少方面或治疗措施由于缺少"循证证据"而述及不足。这从另一个侧面也提示我们，今后应充分利用我国人口众多、病源丰富的优势，科学严谨地开展多中心的前瞻性临床试验研究，发现我国的临床研究证据，补充制定新的循证指南。

尽管专家们普遍认为 IgA 肾病的治疗应依据肾脏病理所见，但实际目前并没有公认的用于具体指导治疗的肾脏病理分级标准。如前所述，这可能与人们目前尚未完全澄清什么是影响疗效以及影响预后的病理指标不无关系。不同的临床试验或治疗指南主要参考的肾脏病变包括：系膜增生程度、肾小球硬化程度、新月体形成的程度，有些还考虑到肾小管间质的病变。结合本指南推荐的病理分级标准，在治疗推荐意见中，本指南尽量采取病理分级作为不同治疗的病理参考。但临床症状中蛋白尿的程度为公认的制定治疗方案以及评价治疗效果的指标，因为蛋白尿确为肾脏疾病进展的重要因素之一。

对于 IgA 肾病患儿行扁桃体切除术的问题一直受到关注，但看法并不一致。近年我国学者完成的对 IgA 肾病成人患者的 15 年回顾性研究显示了扁桃体切除有益于长期保存肾功能。该研究提出的 IgA 肾病扁桃体切除术的适应证为慢性扁桃体炎或扁桃体激发试验阳性。对于儿童 IgA 肾病患者，如果 1 年内多次发生扁桃体炎并因此引起 IgA 肾病反复出现发作性血尿甚至肉眼血尿时，很多专家认为也可以考虑进行扁桃体切除术，一方面有助于减少血尿反复发作，另一方面也许减少了 IgA 肾病患者扁桃体中易有更多产生 IgA 分子的淋巴细胞的机会。

IgA 肾病以血尿为最常见的临床表现，国外对于单纯镜下血尿的 IgA 肾病多不主张药物治疗，但需定期随访。但是在国内的临床实践中，事实上不少这样的病例我们还是给予了一定的中药治疗或调理，但遗憾的是目前没有较好的临床试验报告中药治疗的效果，因此指南中没有提出具体的推荐意见，有待于国内同行今后进一步研究。

关于"急进性肾炎型和（或）伴有新月体形成的 IgA 肾病的

治疗"部分，首先如何理解"急进性肾炎型和（或）伴有新月体形成的 IgA 肾病的治疗"这一提法中的"和（或）"的含义？如前所述，IgA 肾病临床和病理表现并不一定平行，有时临床并没有急进性肾炎的表现，但肾活检发现肾组织中有新月体；反之，临床表现为急进性肾炎，但肾组织中未发现新月体。因此指南中以"和（或）"表示。再有，指南对于进行治疗的新月体的程度和（或）数量提出了一个参考值，即"受累肾小球数在 25% 以上"，事实上这一点尚没有明确的"证据"或依据，主要来自专家建议，因此仅供参考，希望在今后的临床实践和研究中能予以明确。另外，还要强调确实需要结合临床的实际情况而决定，比如细胞性或细胞纤维性新月体，即便较小，多数情况下也会谨慎地、适当地予以甲泼尼龙冲击治疗。

一些新型免疫抑制剂也已开始被用于治疗 IgA 肾病。如吗替麦考酚酯（MMF），有来自成人的随机、安慰剂的对照试验，予以每日 2g 的 MMF 加上 ACEI 治疗 3 年，结果并没有显示出减轻蛋白尿及降低终末肾发生的疗效，当然该试验的 IgA 肾病较重，不但有大量蛋白尿，还伴有高血压、肾功能减退 [GFR：20～70ml/（min·1.73 m^2）]。而来自我国成人 IgA 肾病的一组报告则认为 MMF（初始每天 1g，半年后减为每天 0.75 g 维持）治疗 1～1.5 年，较泼尼松治疗有显著的控制蛋白尿的作用。可见 MMF 治疗 IgA 肾病的疗效仍存在争议，而且尚未见儿童的相关报道。又如咪唑立宾（MZR），来自日本的研究初步显示以

MZR（每日 5 mg/kg，每日最大剂量 < 150 mg）替代硫唑嘌呤（AZA）联合治疗 2 年，多数患儿蛋白尿明显减少，重复肾活检未见肾小球硬化率显著增加，而且治疗期间患儿耐受性好。再如来氟米特（LEF）和雷公藤多甙在我国也有用于治疗 IgA 肾病的少量报道，初步显示了较好的降蛋白、维持肾功能的作用，但仍需多中心随机对照试验证实。

注：原发性 IgA 肾病诊断治疗指南发表于 2010 年，2013 年国家食品药品监督管理总局修订了雷公藤总甙片的说明书，明确指出禁止儿童使用雷公藤总甙片，也就是说 18 岁以下的患者禁用，因此，我们中心不推荐使用雷公藤等制剂。

参考文献

1. Donadio JV, Grande JP. IgA nephropathy. N Engl J Med, 2002, 347 (10): 738-748.

2. Kiryluk K, Li Y, Sanna-Cherchi S, et al. Geographic differences in genetic susceptibility to IgA nephropathy: GWAS replication study and geospatial risk analysis. PLoS Genet, 2012, 8 (6): e1002765.

3. Moriyama T, Tanaka K, Iwasaki C, et al. Prognosis in IgA nephropathy: 30-year analysis of 1,012 patients at a single center in Japan. PLoS One, 2014, 9 (3): e91756.

4. Subspecialty Group of Nephrology Society of Pediatrics Chinese Medical Association1, Jiang XY. Clinical and pathological manifestations of Chinese childhood patients with primary IgA nephropathy: a national collaborative study of 33 hospitals. Chinese Journal of Pediatrics, 2007, 45 (4): 272-278.

5. Xie J, Kiryluk K, Wang W, et al. Predicting progression of IgA nephropathy: new clinical progression risk score. PLoS One, 2012, 7 (6): e38904.

6. Li LS, Liu ZH. Epidemiologic data of renal diseases from a single unit in China: analysis based on 13,519 renal biopsies. Kidney Int, 2004, 66 (3): 920-923.

7. McGrogan A, Franssen CF, de Vries CS. The incidence of primary glomerulonephritis worldwide: a systematic review of the literature. Nephrol Dial Transplant, 2011, 26 (2): 414-430.

8. Lee H, Kim DK, Oh KH, et al. Mortality of IgA nephropathy patients: a single center experience over 30 years. PLoS One, 2012, 7 (12): e51225.

9. Goto M, Wakai K, Kawamura T, et al. A scoring system to predict renal outcome in IgA nephropathy: a nationwide 10-year prospective cohort study. Nephrol Dial Transplant, 2009, 24 (10): 3068-3074.

10. Le W, Liang S, Hu Y, et al. Long-term renal survival and related risk factors in patients with IgA nephropathy: results from a cohort of 1155 cases in a Chinese adult population. Nephrol Dial Transplant, 2012, 27 (4): 1479-1485.

11. Soares MF, Caldas ML, Dos-Santos WL, et al. IgA nephropathy in Brazil: apropos of 600 cases. Springerplus, 2015, 4 (1): 547.

12. 中华医学会儿科学分会肾脏病学组. 33所医院1995-2004年小儿原发性IgA肾病1203例调查报告. 中华儿科杂志, 2007, 45 (4): 272-278.

13. Cattran DC, Feehally J, Cook HT, et al. Kidney disease: Improving global outcomes (KDIGO) glomerulonephritis work group. KDIGO clinical practice guideline for glomerulonephritis. Kidney International Supplements, 2012, 2 (2): 139-274.

14. 陈香美. 临床诊疗指南. 北京: 人民卫生出版社, 2010.

15. Rijnink EC, Teng YK, Kraaij T, et al. Idiopathic non-lupus full-house

nephropathy is associated with poor renal outcome. Nephrol Dial Transplant, 2017, 32 (4): 654-662.

16. Reich HN, Troyanov S, Scholey JW, et al. Remission of proteinuria improves prognosis in IgA nephropathy. Journal of the American Society of Nephrology Jasn, 2007, 18 (12): 3177-3183.

17. Moriyama T, Tanaka K, Iwasaki C, et al. Prognosis in IgA nephropathy: 30-year analysis of 1, 012 patients at a single center in Japan. Plos One, 2014, 9 (3): e91756.

18. Gutiérrez E, Moreno JA, Praga M, et al. Persistent microhaematuria with negative or low proteinuria. Nefrologia, 2014, 34 (1): 110-114.

19. Le WB, Liang SS, Hu YL, et al. Long-term renal survival and related risk factors in patients with IgA nephropathy: results from a cohort of 1155 cases in a Chinese adult population. Nephrol Dial Transplant, 2011, 27 (4): 1479-1485.

20. 汪晶华, 杨洁, 刘宇, 等. 伴有高血压的 IgA 肾病临床表现、病理特点及高血压发生的影响因素分析. 解放军医药杂志, 2016, 28 (10): 73-76.

21. 李娅, 徐静, 潘晓霞, 等. IgA 肾病患者的动态血压特征及其与肾脏组织病理学改变之间的联系. 中国中西医结合肾病杂志, 2017, 18 (2): 110-113.

22. 符庆瑛, 马路, 周柱亮, 等. IgA 肾病患儿高尿酸血症与肾脏病理改变的关系. 临床儿科杂志, 2013, (6): 508-510.

23. 肖慧捷, 李倩, 王芳, 等. 儿童原发性肾病综合征合并高尿酸血症临床分析. 中华儿科杂志, 2014, 52 (11): 859-862.

24. 龚一女, 杨青, 陈敏广, 等. 伴新月体形成儿童原发性 IgA 肾病临床与病理特点分析. 中国实用儿科杂志，2012，27（6）：432-435.

25. 姜飞，俞东容，蔡丽丽. IgA 肾病预后危险因素研究进展. 中国中西医结合肾病杂志，2014，15（11）：1024-1026.

26. Lai FM, Szeto CC, Choi PC, et al. Primary IgA nephropathy with low histologic grade and disease progression: is there a "point of no return"? Am J Kidney Dis, 2002, 39（2）：401-406.

27. Zeng CH, Le W, Ni Z, et al. A multicenter application and evaluation of the oxford classification of IgA nephropathy in adult chinese patients. Am J Kidney Dis, 2012, 60（5）：812-820.

28. Walsh M, Sar A, Lee D, et al. Histopathologic features aid in predicting risk for progression of IgA nephropathy. Clin J Am Soc Nephrol, 2010, 5（3）：425-430.

29. Geddes CC, Rauta V, Gronhagen-Riska C, et al. A tricontinental view of IgA nephropathy. Nephrol Dial Transplant, 2003, 18（8）：1541-1548.

30. Nozawa R, Suzuki J, Takahashi A, et al. Clinicopathological features and the prognosis of IgA nephropathy in Japanese children on long-term observation. Clin Nephrol, 2005, 64（3）：171-179.

31. Gandolfo MT, Verzola D, Salvatore F, et al. Gender and the progression of chronic renal diseases: does apoptosis make the difference? Minerva Urol Nefrol, 2004, 56（1）：1-14.

32. Goto M, Wakai K, Kawamura T, et al. A scoring system to predict renal outcome in IgA nephropathy：a nationwide 10-year prospective cohort study. Nephrol Dial Transplant, 2009, 24（10）：3068-3074.

33. Kato S, Nazneen A, Nakashima Y, et al. Pathological influence of obesity on renal structural changes in chronic kidney disease. Clin Exp Nephrol, 2009, 13 (4): 332-340.

34. 吕继成, 张宏, 陈育青, 等. 家族性 IgA 肾病——777 例中国 IgA 肾病回顾性调查分析. 中华肾脏病杂志, 2004, 20 (1): 5-7.

35. 石书梅, 赵学智. 家族性 IgA 肾病的诊断及临床特征——并一 4 代 40 名成员家系分析. 中国中西医结合肾病杂志, 2011, 12 (10): 867-871.

36. Schena FP, Cerullo G, Rossini M, et al. Increased risk of end-stage renal disease in familial IgA nephropathy. J Am Soc Nephrol, 2002, 13 (2): 453-460.

37. Bisceglia L, Cerullo G, Forabosco P, et al. Genetic heterogeneity in Italian families with IgA nephropathy: suggestive linkage for two novel IgA nephropathy loci. Am J Hum Genet, 2006, 79 (6): 1130-1134.

38. 中华医学会儿科学分会肾脏病学组. 儿童常见肾脏疾病诊治循证指南（试行）（四）: 原发性 IgA 肾病诊断治疗指南. 中华儿科杂志, 2010, 48 (5): 355-357.

39. 沈沛成, 陈伟娟, 何立群. 135 例单纯镜下血尿型 IgA 肾病随访分析. 临床肾脏病杂志, 2009, 9 (1): 18-20.

40. Glassock RJ. IgA nephropathy: challenges and opportunities. Cleve Clin J Med, 2008, 75 (8): 569-576.

41. 吴红梅, 赵三龙, 黄松明, 等. 儿童孤立性血尿临床病理分析. 中华肾脏病杂志, 2012, 28 (8): 643-644.

42. Park KS, Han SH, Kie JH, et al. Comparison of the Haas and the Oxford

classifications for prediction of renal outcome in patients with IgA nephropathy. Human Pathology,2014,45（2）：236-243.

43. 陈玲，吴小燕. IgA 肾病临床诊治指南（解读）. 临床内科杂志，2015，32（5）：358-360.

44. Hogg RJ, Lee J, Nardelli N, et al. Clinical trial to evaluate omega-3 fatty acids and alternate day prednisone in patients with IgA nephropathy: report from the Southwest Pediatric Nephrology Study Group.. Clin J Am Soc Nephrol, 2006, 1（3）：467-474.

45. Alexopoulos E, Stangou M, Pantzaki A, et al. Treatment of severe IgA nephropathy with omega-3 fatty acids: the effect of a "very low dose" regimen. Ren Fail, 2004, 26（4）：453-459.

46. Yoshikawa N, Honda M, Iijima K, et al. Steroid treatment for severe childhood IgA nephropathy: a randomized, controlled trial. Clin J Am Soc Nephrol, 2006, 1（3）：511-517.

47. 杨念生，武庆庆，杜勇，等. 影响 IgA 肾病预后的危险因素分析. 中华内科杂志，2005，44（8）：597-600.

48. Tumlin JA, Lohavichan V, Hennigar R. Crescentic proliferative IgA nephropathy: clinical and histological response to methylprednisolone and intravenous cyclophosphamide. Nephrol Dial Transplant, 2003, 18（7）：1321-1329.

49. 李晓忠，王震. 2012 年 KDIGO IgA 肾病指南解读及与国内儿童 IgA 肾病指南比较. 中华实用儿科临床杂志，2013，28（17）：1287-1291.

50. Yata N, Nakanishi K, Shima Y, et al. Improved renal survival in Japanese

children with IgA nephropathy. Pediatr Nephrol, 2008, 23 (6): 905-912.

51. Myllymäki JM, Honkanen TT, Syrjänen JT, et al. Severity of tubulointerstitial inflammation and prognosis in immunoglobulin A nephropathy. Kidney Int, 2007, 71 (4): 343-348.

52. 吴滢, 徐虹. 56例儿童IgA肾病预后的影响因素分析. 临床儿科杂志, 2006, 24 (1): 43-45.

53. Working Group of the International IgA Nephropathy Network and the Renal Pathology Society, Cattran DC, Coppo R, et al. The Oxford classification of IgA nephropathy: rationale, clinicopathological correlations, and classification. Kidney Int, 2009, 76 (5): 534-545.

54. Felgner J, Jain A, Nakajima R, et al. Development of ELISAs for diagnosis of acute typhoid fever in Nigerian children. PLoS Negl Trop Dis, 2017, 11 (6): e0005679.

55. Javed F, Akram Z, Binshabaib MS, et al. Is salivary IgA level a potential biomarker for immunosuppression in HIV-positive children? A systematic review and meta-analysis. Rev Med Virol, 2017, 27 (4): e1933.

56. Skrzypczyk P, Mizerska-Wasiak M, Jerszow B, et al. Ambulatory arterial stiffness index, blood pressure variability, and nocturnal blood pressure dip in children with IgA and Henoch-Schönlein nephropathy. Clin Nephrol, 2017, 87 (6): 301-309.

57. Liu Z, Pan J, Sun C, et al. Clinical effects of perazine ferulate tablets combined with eucalyptol limonene pinene enteric soft capsules for treatment of children with IgA nephropathy. Exp Ther Med, 2016, 12 (1): 169-172.

58. Coppo R. Biomarkers and targeted new therapies for IgA nephropathy. Pediatr Nephrol, 2017, 32 (5): 725-731.

59. Mizerska-Wasiak M, Małdyk J, Pańczyk-Tomaszewska M, et al. Increased serum IgA in children with IgA nephropathy, severity of kidney biopsy findings and long-term outcomes. Adv Exp Med Biol, 2015, 873: 79-86.

60. Higa A, Shima Y, Hama T, et al. Long-term outcome of childhood IgA nephropathy with minimal proteinuria. Pediatr Nephrol, 2015, 30 (12): 2121-2127.

61. Kang Z, Li Z, Duan C, et al. Mycophenolate mofetil therapy for steroid-resistant IgA nephropathy with the nephrotic syndrome in children. Pediatr Nephrol, 2015, 30 (7): 1121-1129.

62. 全国儿童常见肾脏病诊治现状调研工作组. 中国儿童 IgA 肾病治疗现状多中心回顾性研究. 中华儿科杂志, 2013, 51 (7): 486-490.

出版者后记
Postscript

科学技术文献出版社自1973年成立即开始出版医学图书，40余年来，医学图书的内容和出版形式都发生了很大变化，这些无一不与医学的发展和进步相关。《中国医学临床百家》从2016年策划至今，感谢600余位权威专家对每本书、每个细节的精雕细琢，现已出版作品近百种。2018年，丛书全面展开学科总主编制，由各个学科权威专家指导本学科相关出版工作，我们以饱满的热情迎来了《中国医学临床百家》丛书各个分卷的诞生，也期待着《中国医学临床百家》丛书的出版工作更加科学与规范。

近几年，中国的临床医学有了很大的发展，在国际医学领域也开始崭露头角。以北京天坛医院牵头的CHANCE研究成果改写美国脑血管病二级预防指南为标志，中国一批临床专家的科研成果正在走向世界。但是，这些权威临床专家的科研成果多数首先发表在国外期刊上，之后才在国内期刊、会议中展现。如果出版专著，又为多人合著，专家个人的观点和成果精华被稀释。为改变这种零落的展现方式，作为科技部所属的唯一一家出版机构，我们有责任为中国的临床医生提供一个系统展示临床研究成果的舞台。为此，我们策划出版了这套高端医学专著——《中国医学临床百家》丛书。

"百家"既指临床各学科的权威专家，也取百家争鸣之义。

丛书中每一本书阐述一种疾病的最新研究成果及专家观点，按年度持续出版，强调医学知识的权威性和时效性，以期细致、连续、全面展示我国临床医学的发展历程。与其他医学专著相比，本丛书具有出版周期短、持续性强、主题突出、内容精练、阅读体验佳等特点。在图书出版的同时，同步通过万方数据库等互联网平台进入全国的医院，让各级临床医师和医学科研人员通过数据库检索到专家观点，并能迅速在临床实践中得以应用。

在与作者沟通过程中，他们对丛书出版的高度认可给了我们坚定的信心。北京协和医院邱贵兴院士说"这个项目是出版界的创新……项目持续开展下去，对促进中国临床学科的发展能起到很大作用"。中国人民解放军第二军医大学孙颖浩校长表示"我鼓励我国的泌尿外科医生把自己的创新成果和宝贵的经验传播给国内同行，我期待本丛书的出版"；北京大学第一医院霍勇教授认为"百家丛书很有意义"。我们感谢这么多临床专家积极参与本丛书的写作，他们在深夜里的奋笔，感动着我们，鼓舞着我们，这是对本丛书的巨大支持，也是对我们出版工作的肯定，我们由衷地感谢作者的支持与付出！

在传统媒体与新兴媒体相融合的今天，打造好这套在互联网时代出版与传播的高端医学专著，为临床科研成果的快速转化服务，为中国临床医学的创新及临床医师诊疗水平的提升服务，我们一直在努力！

科学技术文献出版社

2018 年春